Von Mann zu Mann – Wechseljahre oder Midlife-Crisis? Die ungeschönte Wahrheit über uns Männer

Inhalt

Warum ich dieses Buch schreibe? 2
Was waren echte Trigger für mich? 4
Meep-Meep-Meep -der Roadrunner- 16
Schatz, ich glaube ich habe Fieber 20
Beam me Back in 80er 23
Einmal Easy Rider sein 25
Isabell – und ewig lockt das Weib 28
Der Hulk in mir will raus 40
Von den sogenannten „Alphatieren" unter uns Männern 47
Thema: Haarausfall beim Mann 49
Freunde und Freundschaften 52
Die Macht der männlichen Hormone: Eine tiefgreifende Betrachtung ihrer Wirkung 53
Decabolin und Steroide: Finger weg von dem Teufelszeug 55
Vitamine und Ernährung 57
Bioidentische Hormone 60
Dr. Steiger kommt, Glück auf 62
Warum Männer auf Prostata- und Darmkrebsvorsorge achten sollten? 63
Interview mit meinem Urologen 64
Sex und Leidenschaft -jetzt mal Butter bei die Fische 66

Wechseljahre bei Frauen: Auswirkungen, Symptome und verändertes Sexualverhalten 70

Akzeptiere das Altwerden 73

Ich der „Lone Survivor" 75

Hat das Leben einen Sinn? 77

Ich werde zum Nordpol meiner Familie 80

Meine Bucket-List -verpasste Träume, oder doch nicht? 81

Mit Schrammen durch eine schwierige Zeit 85

Mein Kumpel Tino – ein paar Worte von ihm 88

Conny der Hallodry -Romance vor Bromance 91

Drugs & Rock 'n' Roll – Never ever 95

Love-Letter – the biggest fool 102

Ein paar Worte zum Schluss 106

Warum ich dieses Buch schreibe?

Konfuzius sagt: Selbst der längste Weg beginnt mit dem ersten Schritt. Ich musste mich überwinden, mit diesem Buch anzufangen. Erstens, weil ich eigentlich keine Lust hatte, mich mit allem auseinanderzusetzen, und zum anderen, weil ich Bammel vor der riesigen Arbeit mit diesem Buch hatte. Erst auf Drängen meiner Frau konnte ich dieses Buch in Angriff nehmen und hoffe, dass es euch hilft.

Es war ein schwerer Weg und ein schleichender Prozess, der einen unmerklich zu etwas anderem werden lässt, und das muss nicht unbedingt etwas Gutes sein. Wenn ihr euch so fühlt, wie ich es in diesem Buch beschreibe, verhaltet ihr euch ebenso oder lernt aus meinen Fehlern und macht es besser.

Nur wegen ein paar verdammter Hormone alles zu verlieren, ist es nicht wert. Also, Jungs, lest weiter und achtet auf euch.

Wer dieses Buch gekauft oder geschenkt bekommen hat, dem geht oder ging es wohl genau wie mir: Midlife-Krise oder Wechseljahre.

Noch bevor wir mit 50 Jahren zum Urologen gehen, haben wir schon viel erlebt.

Wir rasten wegen jeder Kleinigkeit aus, fühlen uns krank, denken, wir haben Fieber, weil wir das Gefühl haben, zu verbrennen, und dann ist plötzlich wieder alles gut. Man kann nicht mehr schlafen, ist ständig unruhig, hat ständig Gedankenblitze und kommt nicht mehr ins Gleichgewicht.

In diesen Jahren verändert sich das Leben. Um einen Einblick in die Wechseljahre eines Mannes zu geben und was ich so alles durchgemacht habe, erzähle ich dir meine Geschichte: Meine Todesangst, Manneskraft bis zum Totalverlust meiner Ehe. Nie hätte ich gedacht, dass es auch uns Männer trifft.

Es gibt viele Bücher über die Wechseljahre einer Frau, aber keine Ratgeber für uns Männer. Dieses Thema ist bei Männern ein Tabu, und darüber zu reden, ist verpönt. Nicht einmal unter guten Freunden wird dieses Thema besprochen.

Ich will damit Schluss machen und dir zeigen, was ich erlebt habe und wie auch du mit diesem sensiblen Thema umgehen kannst. Siehst du, du bist nicht allein. Die Wechseljahre sind eine harte Zeit voller Veränderungen. Verdrängen unter dem Motto "Bei uns Männern gibt es das nicht" ist keine Lösung.

Heute sehe ich das Thema Wechseljahre bei Männern mit anderen Augen. Heute frage ich mich rückblickend, was nur mit mir los war und warum ich mich nicht mit dem Thema auseinandergesetzt habe.

Man muss sich Zeit nehmen und nicht dagegen arbeiten, denn am Ende kann man sagen, dass es nur besser werden kann. Ein Leben nach den Wechseljahren gibt es. Das Leben geht weiter. Bei mir wurde es mit einer neuen Liebe zu meiner Frau.

Die Wechseljahre sind ein schleichender Prozess, den ich nicht bemerkt habe. Bei mir begann es mit 49, ich wurde unausgeglichen, launisch, aufbrausend, impulsiv. Sexuelle Unlust und Verlust von Fitness waren die Folge.

Ständig gab es Streit und Auseinandersetzungen mit meinen Kunden. Ich war 30 Jahre selbstständig als Webdesigner und Fotograf. Jeder, der mir auch nur ein wenig auf den Sack ging, bekam meine Aggressionen zu spüren. Oft gipfelte eine Auseinandersetzung in purem Hass und endete beim Rechtsanwalt.

Ich wollte mir nicht an den Karren fahren lassen, weder privat noch im Job.

Ein sanfterer Weg kam mir nie in den Sinn. Der Krieger in mir zog das Breitschwert und haute anderen, metaphorisch gesprochen, in den Schädel. Meine Frau bekam die Aggressionen an solchen Tagen voll zu spüren, und ich ließ meine Wut an ihr aus. Kurzum, ich war ein Vollarsch.

Für vernünftige Argumente war ich nicht mehr zugänglich, obwohl meine Frau mir oft nur helfen wollte und mit ihrer lieben Art mich nur beschützen wollte. Hätte ich ihren Rat beherzigt, wäre mir Geld für Anwälte und Gerichte, sowie verärgerte Kunden und Freunde erspart geblieben. Aber der Vollarsch war der Allergrößte, und alle anderen nur Maden.

Aber das habe ich so alles nicht reflektiert. Herumgejammer ist etwas für Weicheier, sagte ich mir. Mich holten immer öfter negative Gedanken ein. Es kochten sogar Dinge aus meiner Schulzeit und Jugend hoch, Leute, die mich geärgert oder ungerecht behandelt hatten. Ich hasste sie alle. Depressionen, Schlafmangel und Wut plagten mich. Im nächsten Augenblick war ich wieder super drauf. Ein ständiges Auf und Ab der Gefühle. Es musste sich etwas grundlegend ändern. Ich wollte das in der Jugend Verlorene wiederhaben und all die Dinge erleben, die ich auf der Liste stehen hatte, bevor der Deckel zugeht. Also traf ich eine Entscheidung.

Die Wechseljahre sind ein schleichender, unmerklich verlaufender Prozess, der mich im Denken und Handeln umgeworfen hat. Ich schreibe mir mal alles von der Seele.

Was waren echte Trigger für mich?

Vaterfiguren

In der ersten Dekade der Zweitausenderjahre war ich ein echter Workaholic. Ich hatte mehrere Firmen am Laufen: eine Finanzberatungsagentur, ein Immobilienunternehmen und eine Webdesign-Klitsche. Finanziell lief es hervorragend. Vom Typ her war ich ein überheblicher, arroganter Affe. Wer schon einmal den Film „Wolf of Wall Street" gesehen hat – ich war wie Jordan Belfort, einfach der Größte (der größte Blödmann).

Für monatlich 30.000 Euro war aber auch eine Siebentagewoche angesagt. In der Woche habe ich die Finanz- und Webklitsche am Laufen gehalten und am Wochenende Besichtigungen für die Immobilienfirma durchgeführt.

Zeitgleich kamen 1998 und 2001 unsere Söhne zur Welt, und zu allem Überfluss wollte meine erste Frau zu diesem Zeitpunkt ein Haus. Einfach damit die Kids nicht in der Stadt aufwachsen müssen und eine schöne Umgebung haben.

Gesagt, getan: Wir kauften ein Haus am Stadtrand von Berlin, allerdings war es nur halbfertig. Es war noch eine Menge daran zu machen. Eigentlich waren nur ein Dach und die Fassade vorhanden.

Alle Verwandten rieten uns ab, dieses Haus zu kaufen, allen voran mein Schwiegervater. Das Haus war im Prinzip ein Rohbau. Er erkannte sofort, dass dieses Haus ein Millionengrab werden würde. Ich bin auf dem Land groß geworden und hatte einige handwerkliche Erfahrung. Mein Schwiegervater wusste das, aber er erkannte auch, wie viel Arbeit in dieses Haus gesteckt werden müsste. Aber die Lage und der Stil des Hauses sowie das große Grundstück waren ein gewichtiges Argument für den Kauf. Das Haus war sehr groß, mit fast 300 qm Wohnfläche. Allein das Wohnzimmer war 120 qm groß, mit einer Fensterfront über die gesamte Breite und Blick in den Wald. Das Wohnzimmer war durch das Schleppdach sehr hoch, rund sieben Meter, und hatte oben eine umlaufende Galerie. Das war schon ein echter Hingucker.

Der Verkäufer war ein windiger Typ, der sich kurz vor der Insolvenz befand und in Scheidung lebte. Dass wir diesem Typen vor dem Kauf des Hauses nicht mehr „auf den Zahn gefühlt" haben, sollte sich noch bitter rächen.

Meine damalige Frau wollte das Haus unbedingt und drängte mich, mit meiner Bank zu sprechen. Ich wollte vorab ein Gutachten machen lassen, sie war dagegen und drängte mich fast täglich zum Kauf. Die Bank gab für 375.000 DM innerhalb von wenigen Tagen ihre Zustimmung. Da ich zu dieser Zeit gut verdiente, war eine Monatsrate von 1700 Euro kein Problem.

Wir zogen dann Mitte 2000 in das Haus ein. Ich fing sofort an mit der Renovierung und machte Raum für Raum fertig. Ich habe nach Feierabend oder am Vormittag am Haus gewerkelt, bin dann arbeiten gefahren und spät abends wieder heimgekommen.

Meist waren das zehn- bis zwölf-Stunden-Tage. Ich bin handwerklich sehr begabt, da ich auf dem Land aufgewachsen bin und mein Vater mir sehr viel beigebracht hat. So konnte ich fast alles, außer Fliesenlegen, das war mir immer zu fummelig, darauf hatte ich keine Lust. Ich habe sogar den Kamin im Wohnzimmer völlig allein gebaut. Der Schornsteinfeger war bei der Abnahme begeistert, er konnte nicht glauben, dass ich das zum ersten Mal und allein geschafft hatte.

Die ersten Probleme traten schon nach ein paar Wochen nach dem Kauf auf. Es regnete rein. Wir ließen einen Dachdecker kommen, der feststellte, dass ein Teil des Schindeldaches beschädigt war, was uns der Verkäufer natürlich verschwiegen hatte. Und hier rächte sich der überhastete Kauf ohne Gutachten.

Das Ende vom Lied: Ein neues Dach für 18.000 Euro musste her. Dabei sollte es nicht bleiben. Bei jedem Projekt in diesem Haus, das ich anpackte, uferte es in eine Odyssee aus. Egal, wo man anfing, etwas zu öffnen oder freizulegen, überall Murks. Der Vorbesitzer kannte als Baumaterial offensichtlich nur Bauschaum, Kabelbinder, Panzertape und Silikon.

Letztendlich hat mich das Haus bis zu meinem Auszug 2008 insgesamt 795.000 Euro gekostet. Dafür hätte ich auch ein nagelneues Stil-Haus bekommen. Die größte Geldabschaffungsaktion meines Lebens. Mich wurmte das ungemein, mein Erspartes schmolz dahin und damit auch meine Altersvorsorge. Dass ich einmal nicht mehr als 165.000 Euro für das Haus erhalten würde, wusste ich bis zu diesem Zeitpunkt noch nicht und konnte es mir auch nicht vorstellen.

Ich konnte gar nicht so viel arbeiten, wie ich Geld ranschaffen musste, um diese verflixte Bude am Laufen zu halten. Auch die Heizkosten waren immens, aufgrund der Größe des Hauses und der Tatsache, dass die Bude nur unzureichend gedämmt war. Da meine damalige Frau und meine Kinder den ganzen Tag daheim waren und es immer um die 25 Grad im Haus waren, zog die Heizung die Tanks im Handumdrehen leer. Ich habe so an die 12.000 Liter Heizöl im Jahr verballert. Ein enormer Kostenfaktor.

Die Unzufriedenheit mit meinem Leben wuchs aber stetig und ständig. Denn was nützt die ganze Kohle, wenn man dafür kein Leben mehr hat?

Meinen Schwiegervater liebte ich sehr. Ein toller, einfacher, bodenständiger Mann. Er war wie ein Magnet, der die ganze Familie zusammenhielt. Wir hatten von Anfang an einen guten Draht zueinander, und er war mir mehr Vater als mein leiblicher Vater. Wenn ich einen Ratschlag brauchte, hatte er immer ein offenes Ohr für mich. Die Ratschläge waren oft einfach und trafen ins Schwarze.

Was ich immer klasse fand, war seine patriarchalische Art: Wenn ein Familientreffen angesagt war, ließ er nicht zu, dass jemand fehlte. Da ich immer schon ein totaler Familienmensch war, folgte ich gern Vaters „Befehlen". Meine Schwiegereltern wohnten in der Uckermark, sehr idyllisch auf einem uralten Bauernhof.

Ich liebte es dort, weil mich vieles an meine Kindheit auf dem Land erinnerte. Der Hof lag direkt an einem Wald, mit Ausblick auf eine Flussbiegung – einfach klasse.

Mein Schwiegervater war wie ich ein totaler Workaholic. Im Hauptjob Forstwirt, hielt er nach Feierabend noch die heimische Landwirtschaft am Laufen. Er arbeitete wie ich auch zehn bis zwölf Stunden am Tag. Er war sehr sparsam und fuhr mit meiner Schwiegermutter selten in den Urlaub, und dann maximal an die Ostsee oder in den Harz. Es durfte nichts kosten. Den Rest der Welt hat mein Schwiegervater nie gesehen, obwohl er das Geld dafür gehabt hätte. Kurzum: nur ackern, nicht leben. Genau das gleiche Leben, wie ich es gerade führte.

Diesen großartigen Vaterersatz verlor ich 2001 durch eine Krebserkrankung. Ich fiel in ein tiefes Loch, er fehlte mir sehr. Hier kamen mir das erste Mal echte Zweifel, ob ich mein Leben in dieser Form weiterführen will. Ich kam zu dem Schluss, dass ich dringend etwas ändern muss. „Scheiß auf die Kohle und fang an zu leben", dachte ich mir.

Verlorener Glaube
Zweiter Auslöser war eine Zahn-OP. Ich war ein gläubiger Mensch. Ich war mir sicher, dass es nach dem Tod etwas gibt. Jedenfalls hoffte ich es, sonst wäre das Leben sinnbefreit.

Es mussten bei mir 2004 vier Weisheitszähne entfernt werden. Eine ambulante OP mit Vollnarkose war angesagt. Der Anästhesist sagte:

„Ich zähle jetzt bis drei, Sie werden gleich einschlafen." Ich hörte ihn zählen und war im nächsten Augenblick wieder wach. Die Schwester kam zu mir und ich fragte sie, wann die OP denn anfangen würde und warum ich wieder aufgeweckt wurde. Sie daraufhin: „Die OP ist schon lange vorbei, Sie haben es geschafft."

Ich hatte null Zeitgefühl und nicht einmal geträumt. Die Lichter waren einfach aus und gingen wieder an. Dazwischen war NICHTS.

„So muss der Tod sein", dachte ich mir dann. Nach dem Tod gibt es NICHTS. Die Lichter sind einfach aus. Diese Erfahrung ließ mich an allem zweifeln. Wie sinnlos ist dieses Leben, wenn es nur aus Verpflichtungen und Arbeit besteht?

Der frühe Tod meines Schwiegervaters war noch sehr präsent in meiner Gefühlswelt, ebenso wie sein Leben, das nur aus Arbeit und Geldvermehrung bestand. So würde das bei mir nicht laufen, schwor ich mir. Ab jetzt würde ich aufhören zu funktionieren.

Meine erste Ehe
Meine erste Frau, keine Ahnung, warum ich mich in sie verliebt hatte. Vom Naturell war sie eher spröde und unterkühlt. Richtige Tiefe gab es nie. Was ich an ihr geschätzt hatte, war ihr Sinn für schöne Dinge, ein gemütliches Heim und ihr Familiensinn. Wir haben uns Mitte der Neunziger auf einem Finanzkongress kennengelernt.

Sie war eine tolle, erfolgreiche Geschäftsfrau. Vom Aussehen her der dunkle Typ: brünettes Haar, sehr schlank, volle Lippen, dunkle Rehaugen. Sie hatte auf jeden Fall Ausstrahlung.

Wir hatten einen guten Draht auf dem Kongress. Da wir dann feststellten, dass wir nicht weit auseinander wohnten, haben wir uns verabredet.

Wir trafen uns wieder und es wurde eine Beziehung daraus. Allerdings war sie nie ein einfacher Typ.

Mann, wie oft haben wir uns getrennt, um dann ein paar Wochen später wieder zusammenzufinden. Wie Feuer und Eis. Das machte mich an, zu der Zeit dachte ich noch, dass sich Gegensätze anziehen. Viele Jahre später musste ich feststellen, dass nur Gemeinsamkeiten zählen – alles andere nervt einen irgendwann extrem.

Trotzdem beschlossen wir 1997 zu heiraten. Da meine Eltern mit meiner Frau nicht einverstanden waren, erschienen sie zu meinem Polterabend und zur Hochzeit nicht. Der Rest meiner Verwandtschaft wurde von meinen Eltern und meiner Schwester negativ beeinflusst und erschien ebenfalls nicht. Noch nicht einmal gute Wünsche erreichten mich.

Das war auch der Grund, warum ich ab diesem Zeitpunkt dann keinerlei Kontakt mehr zu meinen Eltern hatte. Ich war sehr verärgert und enttäuscht. Von der Seite meiner Frau waren alle Verwandten und Freunde anwesend. Unser Polterabend, auf dem Hof meiner Schwiegereltern, war phänomenal, es erschien das gesamte Dorf, rund 400 Leute.

Wie gesagt, ich brach den Kontakt zu meinen Eltern ab. Es hat mich tief getroffen und ich habe das bis heute nicht verwunden. Mein Vater starb 2017, ohne dass ich ihn noch einmal gesprochen habe… scheiß drauf.

Zurück zu meiner Frau: Wie gesagt, wir heirateten 1997, ein Jahr später kam unser erster Sohn zur Welt. Ich war stolzer als Bolle und genoss meine kleine Familie. 2001 kam unser zweiter Sohn zur Welt. 2001 hatten wir uns unser Haus in der Nähe von Berlin gekauft. Im Job lief es super, meine kleine Familie und das Haus, alles schien perfekt.

Trotzdem wuchsen die Differenzen zwischen mir und meiner damaligen Frau immer mehr an. Sie war ab der Schwangerschaft unseres ersten Kindes Hausfrau, ich verdiente ja genug. Mein Job war es, Kohle ranzuschaffen, ihr Job waren die Kinder und der Haushalt.

Sie genoss ihre Freiheit, denke ich, mein Geld gab sie mit vollen Händen aus. Immer nur vom Allerfeinsten, der Nachschub war ja immer da, 20-30K im Monat.

Aber sie war nicht fähig, einfach mal zu sagen „Ich liebe Dich". Sexuell lief nach der Geburt unseres zweiten Kindes auch kaum noch etwas, wir hatten sage und schreibe zwei Jahre keinen Sex. Versuche wurden von ihr abgeblockt. Ich wusste auch nicht, warum sie so drauf war. Ich konnte mit ihr über das Thema nicht reden.

Irgendwann, einen Sonntag nach dem Frühstück, saßen wir zusammen, die Kinder waren in ihrem Zimmer spielen. Da fragte ich sie: „Schatzi, ich vermisse unseren Sex und Zärtlichkeiten, bei uns läuft nichts mehr, findest Du das normal?"

Ihre Antwort darauf: „Du Weichei, reiß dich zusammen, ich habe keinen Bock auf dich, komm klar damit."

Ach so, dachte ich mir, Kohle ranschaffen und ihr ein schönes Leben bieten darfst du, aber sonst will sie nichts von dir?

Geschockt von dieser Antwort redete ich ein paar Tage nur das Nötigste mit ihr. Da keinerlei Entschuldigung von ihr kam, beschloss ich für mich, dass unsere Ehe an dieser Stelle beendet war. Damit nahm das Unglück seinen Lauf...

Ich meldete mich ein paar Tage später auf der Partnerbörse Finja an. Und siehe da, ein paar Minuten nachdem ich meine Bilder veröffentlicht hatte, kamen die ersten Nachrichten rein.

Es dauerte nicht lange, bis ich mehrere Frauen am Start hatte. Ich fing an, Frauen zu daten. Ich merkte, wie die Damen auf mich abfuhren, und es kam in vielen Fällen bereits beim ersten Date zum Sex.

Ich genoss den Duft und den Sex mit den Frauen, ich genoss es, wie ich angehimmelt wurde, ich genoss, wie mir die Frauen sagten, was für ein toller Mann ich bin, ich genoss die Zärtlichkeiten, die Aufregung, das neue Lebensgefühl. Ich fühlte mich wieder als richtiger Mann.

Aufgrund meines Jobs konnte ich alles gut kaschieren. Wenn ich über Nacht bei einer Frau bleiben wollte, sagte ich einfach, ich bin auf Geschäftsreise.

2004 platzte dann die Bombe. Ich hatte eine längere Affäre mit einer Frau aus Dresden. Ich fuhr oft zu ihr und wir verbrachten wunderschöne Stunden zu zweit. Wir verliebten uns, hatten aber von Anfang an klar verabredet, dass es nur eine Affäre bleibt. Sie wusste, dass ich verheiratet bin und meine Frau niemals verlassen werde.

Irgendwann bedrängte sie mich immer mehr, sie wollte mich ganz für sich allein. Ich machte ihr aber klar, dass ich meine Kinder niemals verlassen werde.

Eines Sonntags im Mai 2004, wie saßen gerade beim Mittagessen, klingelte es an der Hoftür. Ich hatte keine Lust aufzustehen und bat meine Frau, nachzusehen, wer da an der Hoftür stand. Oft besuchten mich meine Kunden ohne Vorankündigung und wollten zum Beispiel Termine mit mir vereinbaren. Es war also nicht ungewöhnlich, dass auch am Wochenende bei mir geklingelt wurde.

Meine Frau war bereits zehn Minuten weg, die Kinder fragten schon: „Wo ist denn Mami?" Ich stand auf und sagte zu den Kindern, sie sollten sitzen bleiben. Ich ging raus und sah von weitem meine Frau mit meiner Affäre am Zaun stehen. Ich konnte es nicht fassen. Ich ging auf die beiden zu, meine Frau war in Tränen aufgelöst. Ich fragte meine Affäre, was die Aktion soll, und ob sie noch ganz richtig tickt? Meine Frau ging in das Haus. Meine Affäre meinte: „Baby, pack deine Sachen und komm zu mir." Ich sagte: „Verschwinde, du wirst mich nie wieder sehen."

Meine Frau beruhigte sich, um den Kindern keine Angst zu machen. Wir schickten sie in ihre Zimmer spielen. Von da an war alles anders, nichts war mehr wie vorher.

Ich fand, dass mich keine Schuld traf. Meine Ehefrau versuchte dann in der Folgezeit, mich wieder zurückzugewinnen. Plötzlich schrieb sie mir, wie sehr sie mich lieben würde und dass ihr unsere kleine Familie alles bedeutet. Zu spät…

Ich hatte keine Lust mehr auf diese Frau, die mich so dermaßen verletzt hatte. Ich zog dann einige Wochen nach dem Vorfall aus dem Haus und mietete mir eine Wohnung in der Nähe von meiner Arbeit.

Die Kinder fehlten mir ab diesem Zeitpunkt extrem. Ich war genau das, was ich bei anderen Männern immer belächelt hatte: ein Wochenendvater. Was dann folgte, war ein Rosenkrieg, wie er im Buche steht. Allein aus den Vorkommnissen könnte ich ein Buch machen. Der Rosenkrieg ging nicht von mir aus, ich war nur am Reagieren. Sie dachte sich nach der Trennung über viele Jahre immer neue Schikanen aus, um mich zu terrorisieren. Natürlich ging es dabei immer um die Kinder, meine Achillesferse.

Den Kindern hat es sehr geschadet, insbesondere meinem ältesten Sohn. Er ist nicht fähig, eine längere Beziehung zu führen. Letztens sagte er, er wolle sich nicht tiefer binden, da er bei uns erlebt hat, wie das enden kann. Was für eine Scheiße…

Nach vielen Jahren blicke ich heute auf die Geschehnisse zurück und bin voller Bedauern, dass ich nicht weiter versucht habe, mit meiner Exfrau einen Konsens zu finden, um unseren Kindern weiterhin ein schönes Heim zu bieten.

Vielleicht hätte sich alles noch zum Guten gewendet, wenn sich meine Frau und ich professionelle Hilfe gesucht hätten. Aber ich war so verletzt, dass ich nur noch Hass auf diese Frau hatte.

Das alles hat nicht viel mit Wechseljahren zu tun, aber es erklärt viele meiner Verhaltensweisen, die ich im weiteren Verlauf dieses Buches beschreibe.

Eine narzisstische Mutter
Okay, meine Kindheit war im Großen und Ganzen normal. So normal, wie sie in der ehemaligen DDR eben verlaufen konnte.

Trotz des verordneten Sozialismus und der angeblichen „Gleichheit aller Menschen" gab es doch eine Drei-Klassen-Gesellschaft.

Die erste Klasse waren die Politbüro-Kommissare mit ihren Privilegien. Man erinnere sich an die Honecker-Siedlung in Wandlitz.

Die zweite Klasse waren die Leute mit West-Verwandtschaft, die Devisen in der Tasche hatten und im „Intershop" Westwaren einkaufen konnten. Das waren die Schlimmsten, die haben ihren Hochmut und ihre Westwaren mit Stolz vor sich hergetragen, unter dem Motto „Schaut mal, was ich habe und ihr nicht!".

Die dritte Klasse, zu der auch meine Familie gehörte, hatte nichts dergleichen und musste sich mit der Mangelwirtschaft der ehemaligen DDR begnügen. Westware bekam man allenfalls im osteuropäischen Ausland wie Ungarn oder Bulgarien, also in Ländern, die man als Ostbürger bereisen durfte. Der verordnete Sozialismus war Quatsch, da es den Sozialismus nie gab und auch nie geben wird. Sozialismus sowie seine Endstufe, der Kommunismus, widersprechen der raffgierigen Natur des Menschen.

Aber zurück zu meiner Mutter. Sie wollte immer dazugehören. Warum? Unsere Nachbarn links und rechts neben uns gehörten zur zweiten Klasse. Der eine Nachbar fuhr sogar in der DDR einen Mercedes und hatte ein Moto-Guzzi-Motorrad.

Der Typ ließ die beiden Fahrzeuge immer provokativ draußen stehen, damit sich alle Nachbarn daran die Nase plattdrückten und ihn als Genex-Gott bewunderten. Was für ein Arschloch.

Zum besseren Verständnis: Genex war eine Ost-Handelsgesellschaft, über die Bürger der BRD Westwaren für ihre ostdeutschen Verwandten kaufen konnten. Natürlich zu einem überhöhten Preis. Die Waren, also auch Fahrzeuge, wurden dann an den Ost-Verwandten übergeben.

Dieser Typ trug mit dazu bei, dass meine Kindheit anders verlief, als sie es hätte müssen. Der soll in der Hölle verrotten, dieser Drecksack.

Meine Mutter wollte immer dazugehören. Sie wollte auch unbedingt ein „West-Auto" haben. Es gab die Möglichkeit, auf dem Schwarzmarkt einen abgerockten Fiat zu erwerben, der sage und schreibe 150.000 Ostmark kosten sollte. Ein Wagen, der in der BRD nicht einmal neu 2.000 DM kostete. Das Ende vom Lied war, dass es nur das allerbilligste Essen gab, und das noch auf Zuteilung. Mein Vater hat dann neben seinem Hauptjob in seiner Freizeit Möbel gebaut und damit sehr viel Geld verdient. Er hatte sich selbst eine Drechselbank gebaut und damit wunderschöne Möbel gebastelt. Möbel waren Mangelware in der DDR. Ebenfalls Klamotten, die habe ich genäht und damit Geld gemacht.

Irgendwann hatten wir das Geld zusammen und meine Mutter hatte endlich ihren Schrott-Fiat. Mann, war die stolz. Der Arschloch-Nachbar fühlte sich nun endlich gemüßigt, ein paar Worte mit ihr zu reden.

Dafür musste ich leiden. Mit meinen 45 Kilo Körpergewicht wurde ich in der Schule gemobbt. Das hat meine Eltern aber nicht weiter interessiert. Obwohl ich meine Eltern mehrfach angefleht habe, mir zu helfen, kam überhaupt nichts – ich sollte selbst damit klarkommen.

Da sehen wir es: Narzissten sind empathielos. Meine Mutter war auch sehr übergriffig. In meiner Teenagerzeit verging kein Tag, an dem sie mich nicht anbrüllte oder mich schlug. Ich glaube, meine Mutter hasste mich. Es war also eine schlimme Zeit für mich. In der Schule wurde ich gemobbt und zuhause ging es damit weiter.

Ich kann mich ehrlich gesagt nicht erinnern, wann meine Mutter mich einmal in den Arm genommen hat oder gesagt hat, dass sie mich liebt. Meine jüngere Schwester hingegen war das „Nesthäkchen" und wurde überall bevorzugt.

Selbst im Erwachsenenalter wurde das Kind meiner Schwester von meinen Eltern bevorzugt. Sie fuhren mit meiner Nichte sogar mehrfach in den Auslandsurlaub, wohingegen meine Kinder links liegen gelassen wurden. Seit der Geburt meiner Kinder kam von meinen Eltern null Komma nichts. Meine Kinder kennen ihre Großeltern noch nicht einmal. Eine Ungerechtigkeit, die mich lange Zeit sehr wütend machte.

Meine Mutter hatte offensichtlich ohnehin psychische Probleme. Ich kann mich erinnern, dass es keinen Verwandten oder Freund gab, mit denen sie sich nicht über kurz oder lang verstritten hatte. Im Prinzip war sie nur zu Leuten nett, von denen sie sich einen Vorteil erhoffte. Sobald die Leute nicht mehr in ihrem Sinne funktionierten, wurden sie „abgeschossen" und waren plötzlich „schlechte Menschen". Mein Vater war ein sehr gutmütiger Typ, der aber offensichtlich nicht die Kraft hatte, sich gegen den Dämon, der seine Frau war, zu wehren.

Wenn er es doch tat, gab es Schläge. Ich habe als Kind mehrfach gesehen, wie meine Mutter meinen Vater schlug. Er war noch ein Gentleman alter Schule und hätte nie seine Hand gegen eine Frau erhoben. Jedenfalls habe ich nie gesehen, dass er sich gewehrt hat. Vielleicht ist das auch der Grund, warum er mich nie gegen meine übergriffige Mutter verteidigt hat – er musste selbst zusehen, wie er „schrammenfrei" (über)leben kann.

Ich denke, viele meiner Verhaltensweisen und Aggressionen sind aus den negativen Erfahrungen meiner Kindheit, den Mobbingerfahrungen und der Ungleichbehandlung entstanden. Als Erwachsener habe ich dann aufgrund vieler weiterer negativer Vorkommnisse den Kontakt zu meinen Eltern und meiner Schwester abgebrochen.

Meine Eltern hielten es zum Beispiel nicht für nötig, zu meiner Hochzeit zu erscheinen. Aber dazu in einem weiteren Kapitel mehr. Ich weiß bis heute nicht, was ich falsch gemacht habe oder warum mich meine Eltern nicht als Sohn akzeptiert haben.

Irgendwann wurde mir klar, es lag nicht an mir – meine Mutter ist einfach eine kranke Narzisstin und Psychopathin. Meine Mutter habe ich seit 2011 nicht mehr gesehen oder gehört und werde auch nie wieder ein Wort mit ihr wechseln. Mein Vater starb 2019 an Demenz, ohne dass ich ihn noch einmal sehen durfte. Meine Mutter und Schwester wollten nicht, dass ich im Krankenhaus erscheine, als mein Vater auf dem Sterbebett lag. Ich erfuhr erst einige Wochen später über das Nachlassgericht vom Tod meines Vaters. Seine Asche wurde in der Schweiz auf einer Almwiese verstreut, so habe ich noch nicht einmal einen Platz, um Abschied zu nehmen und zu trauern. Dieses Verhalten verstärkte in dieser Zeit meinen Groll und meine Aggressivität anderen Menschen gegenüber. Ich fühlte mich von jedem verraten, sogar von der eigenen Familie.

Was macht so etwas mit einem Menschen? Genau, du fängst an, den Wert aller Beziehungen in Frage zu stellen. Du fragst dich, ob es überhaupt Ehrlichkeit und wahre, tiefe und echte Gefühle gibt. Wenn du nicht einmal deiner Familie und deinem Partner vertrauen kannst, wirst du in Beziehungen nur noch „mit gebremstem Schaum" unterwegs sein.

Ich war ab dann sehr misstrauisch anderen Menschen gegenüber. Beziehungen zu Frauen verliefen nur oberflächlich, ich zwang mich, keine tiefen Gefühle zu entwickeln.

Ich spielte Liebe nur, also so, wie sie meiner Meinung nach aussehen müsste. Die Frauen fielen darauf rein. Letztendlich habe ich Frauen und andere Menschen ab diesem Zeitpunkt nur noch als Objekte gesehen, die meine Bedürfnisse zu befriedigen haben. Das Merkwürdige ist, dass sie sich aufgrund meiner unterschwelligen Distanziertheit erst recht von mir angezogen fühlten und sich erst recht in mich verliebten.

Hier griff der „Lutscher-Effekt". Wer ihn nicht kennt, hier eine kurze Erläuterung dazu: Stell dir vor, du hältst einem Kind einen Lutscher hin, weil du ihn verschenken willst. Das Kind ist bockig und sagt „Nein". Du ziehst den Lutscher mit den Worten weg „na dann eben nicht", drehst dich um und gehst. Was passiert dann? Genau, das Kind fängt an zu heulen und will den Lutscher nun erst recht. Dieses Paradoxon funktioniert auch in anderen Lebenssituationen prima. Man kann Menschen im übertragenen Sinne damit hervorragend manipulieren.

Die meisten Menschen begehren genau das, was sie nicht haben können. Viele Menschen wären bereit, zehn Kilometer zurückzulaufen, um etwas Verlorenes wiederzufinden, statt einen Kilometer vorwärtszuschreiten, um etwas Neues zu gewinnen.

Letztendlich war es gut, diese Menschen aus meinem Leben auszuschließen. Verwandtschaft ist kein Freifahrtschein für schlechtes Benehmen. Andere Menschen, die einen so behandeln würden, würde man auch „in den Wind schießen". Also sage ich zu diesen Leuten: Fickt euch.

Die Trauer um den Verlust meines Vaters hält bis heute an. Ich kann mit diesem Thema nicht richtig abschließen, da viele Fragen offen blieben.

Bin ich ein schlechter Sohn? Hätte ich trotz all der negativen Erlebnisse im Zusammenhang mit meinen Eltern den Kontakt suchen sollen? Bin ich als Kind verpflichtet, bei einem Streit den ersten Schritt zur Versöhnung zu gehen, auch wenn ich das „Opfer" bin? Diese Frage beschäftigt mich sehr. Bisher habe ich auf diese Frage noch keine Antwort gefunden. Die Bibel zum Beispiel gibt hier nur eine Antwort: „Du sollst deinen Vater und deine Mutter ehren."

Letztendlich ist es egal, denn es ist nicht mehr zu ändern. Die Jahre sind dahin gegangen und die Chancen, noch einmal etwas zu ändern, sind ungenutzt verstrichen. Dass ich meinem Vater nicht noch einmal in die Augen sehen konnte, hat mich lange beschäftigt. Aber jeder stirbt für sich allein. Du zerfällst zu Staub. Spätestens wenn deine Kinder und Enkel auch verstorben sind, bist du vergessen, und alles, was dich ausgemacht hat. Also ist es ohnehin egal: Lebe dein Leben, solange du es hast, und gut ist. Das Leben ist sinnfrei. Warum, erfährst du im nächsten Kapitel.

Meep-Meep-Meep-der Roadrunner-

2022 stand ein Termin beim Urologen an. Meine Frau hatte ihn vereinbart; ich sträubte mich jahrelang gegen eine Untersuchung, weil ich ein gewisses Schamgefühl hatte. Irgendwie wollte ich nicht, dass mir ein anderer Mann in meinem Allerwertesten herumfummelt.

Meine Frau fragte mich, ob ich noch alle Tassen im Schrank habe, als ich ihr erzählte, warum ich nicht zum Arzt will. Sie meinte: „Ihr Männer seid bekloppt, aber lieber bekommt ihr Krebs?" Damit hatte sie den Nagel auf den Kopf getroffen. Denn eine Krebserkrankung wäre zweifelsfrei der Super-GAU. Trotzdem besuchte ich am Untersuchungstag die Praxis nur widerwillig.

Die Untersuchung an sich war etwas unangenehm, aber nicht so schlimm, wie ich es mir vorgestellt hatte. Der Arzt fragte mich, wie es mir geht. Ich meinte dann: „Och, gut, alles tutti." Der Arzt meinte dann zu mir: „Da sind Sie aber der erste Mann in Ihrem Alter, der so etwas sagt," und grinste mich dabei an. Ich meinte dann: „Ach echt?"

Der Doktor sagte dann: „Ich bin Ihr Arzt, und wie Ihr Zahnarzt kann ich Ihnen nur helfen, wenn Sie Ihren Mund aufmachen." Hahaha, das fand ich lustig, der Spruch war gut, und das Eis war gebrochen.

An diesem Punkt brach es aus mir heraus, und ich konnte endlich mal mit einem Mann über meine vielen gesundheitlichen und psychischen Probleme reden. Er hörte sich 10 Minuten alles an und stellte gezielte Fragen, insbesondere zu meinen Stimmungsschwankungen, der sexuellen Leistungsfähigkeit und meinem Umfeld.

Der Arzt schlug mir daraufhin eine Hormonbehandlung vor. Zunächst sollte eine Blutabnahme stattfinden, und wir vereinbarten einen neuen Termin, drei Wochen später. Beim zweiten Folgetermin stellte sich heraus, dass mein Testosteronspiegel bei 3,0 nmol/l lag; normalerweise liegt er zwischen 12 und 35 nmol/l. Der Arzt schlug dann eine Testosteron-Behandlung mit dem Präparat Nebido vor.

Nebido 1000mg Injektionslösung: Anwendung und Wirkungen

Nebido 1000mg Injektionslösung enthält den Wirkstoff Testosteron. Dieser Wirkstoff spielt eine entscheidende Rolle bei der Behandlung eines Mangels des männlichen Geschlechtshormons Testosteron.

Anwendungsgebiete und Wirkungen

Testosteronmangel kann aus verschiedenen Gründen entstehen. Häufig tritt dieser Mangel bei einer Unterfunktion der Hirnanhangdrüse (Hypopituitarismus) auf. Ebenso kann ein Testosteronmangel nach einer Kastration notwendig sein, um ein hormonabhängiges Krebswachstum zu unterdrücken. Auch bei angeborenem Fehlen der Hoden (Eunuchismus) ist ein Mangel an Testosteron typisch.

In fortgeschrittenem Alter leiden Männer häufig unter mangelndem sexuellem Verlangen (Libidoverlust) und/oder Erektionsstörungen, die auf einen Testosteronmangel zurückzuführen sind. In solchen Fällen kann Testosteron ebenfalls eingesetzt werden. Hier wird das Hormon häufig in Form eines Gels verwendet, das über die Haut aufgenommen wird. Eine derartige Behandlung darf jedoch nur erfolgen, wenn ein Testosteronmangel durch ärztliche Untersuchungen und Labortests bestätigt wurde.

Darüber hinaus kann eine Testosterontherapie bei Männern, die an Osteoporose leiden, wirksam sein, sofern diese durch einen Mangel an männlichem Sexualhormon verursacht wurde.

Vertiefende Informationen zu Anwendungsgebieten

Testosteron gehört zu den Wirkstoffgruppen der Androgene und Sexualhormone. Zu den spezifischen Anwendungsgebieten von Testosteron gehören:

- Osteoporose: Testosteron kann bei der Behandlung von Osteoporose hilfreich sein, insbesondere wenn diese durch einen Mangel an männlichem Sexualhormon verursacht wird.

- Erektionsstörungen: Testosteron kann bei Männern mit Erektionsstörungen eingesetzt werden, insbesondere wenn diese auf einen nachgewiesenen Testosteronmangel zurückzuführen sind.

Weitere Informationen zu den Wirkstoffgruppen Androgene und Sexualhormone sowie deren Anwendung können für eine umfassendere Übersicht über die Wirkung und den Einsatz von Testosteron hilfreich sein.

Ein paar Jahre zuvor, 2008, hatte ich bereits einige Erfahrungen mit einer Testosteron-Kur gemacht. Weil ich nicht mehr mit meinen 55 kg aussehen wollte wie ein Spargeltarzan, begann ich zu trainieren und Testosteron zu spritzen.

Der damalige Auslöser dafür war ein Besuch bei einem Freund, den ich lange nicht mehr gesehen hatte und der plötzlich aussah, als wäre er in den Zaubertrank von Miraculix gefallen. Vorher sah er, wie ich auch, wie ein Lauch aus, und jetzt wie ein Tier mit 105 kg. Natürlich wollte ich auch so aussehen und mich endlich wie ein richtiger Mann fühlen und bei den Damen ankommen.

Gesagt, getan: Ich bin dann mit einem Freund von mir nach Polen gefahren und habe auf dem Polenmarkt Testosteron-Spritzen gekauft. Zurück zuhause ging es los: Spritze rein in den Allerwertesten. Sich selbst zu spritzen, kostet einige Überwindung. Zum Glück habe ich mit Dingen wie Zahnarzt, Spritzen und Blutabnehmen überhaupt kein Problem.

Meine Mutter hat sich bei Arztbesuchen immer darüber amüsiert, wie „cool" ich als kleiner Knirps war, wenn es zum Spritzen ging. Die anderen Kinder im Warteraum haben geheult, und ich saß wohl immer artig und ruhig auf meinem Stuhl. Auch bei Spritzen war ich wohl immer völlig ruhig.

Einen Tag nach dem ersten Spritzen ging es ab ins Fitnessstudio. Mir gingen schon die hämischen Blicke der anderen Typen auf den Sack, aber ich sagte mir einfach: „Ihr Bastarde, werdet schon sehen, was jetzt passiert."

Das hat mich nur noch mehr angespornt, und ich trainierte jeden Tag wie ein Verrückter und stopfte mir Eiweiß sowie viel Fleisch und Reisgerichte in den Wanst. Nach 30 Tagen war ich bereits bei knapp 80 kg. Das beeindruckte mein Umfeld und auch meine damalige Ehefrau. Insgesamt habe ich mich toll und voller Leben gefühlt und hatte ständig Bock auf Sex.

Ich beendete die Kur dann nach 6 Wochen und ging die weiteren Jahre weiter trainieren. Das Gewicht und die Masse konnte ich halten. In den Hochzeiten war ich bei 107 kg, heute habe ich noch 93 kg bei 175 cm.

Das Problem kam Anfang 2019 zurück: Meine Stimmungsschwankungen waren extrem, mir ging alles auf den Sack, ich war unleidlich. Ich erinnerte mich an die erste Testosteron-Aktion und beschloss, die Spritzenkur zu wiederholen. Allerdings wollte ich nicht wieder illegales Zeug aus Polen holen, sondern Qualitätsware direkt vom Arzt verschrieben bekommen.

Man muss wissen, dass in Polen erhältliches Deca zwar sehr günstig zu haben ist, aber man nie genau weiß, wie es produziert wurde und was genau die Ampullen enthalten. Es können also alle möglichen Substanzen enthalten sein, was potenziell tödliche Risiken beinhaltet. Also mein Rat: Finger weg von Polendreck.

Ich besorgte mir bei meinem Urologen das Rezept, ging sofort zur Apotheke und danach mit dem Testosteron wieder in die Praxis. Der Arzt wollte den Termin noch verschieben, da er sich wohl nicht sicher war, ob die Spritze das Richtige für mich sei. Doch ich bestand darauf, denn ich hoffte, dass sich alle meine Probleme in Luft auflösen würden.

Gesagt, getan – die Spritze in den Allerwertesten und ab nach Hause.

Am nächsten Tag wachte ich mit einer unglaublichen Energie auf. Nicht nur das, ich fühlte mich, als hätte ich einen Arschtritt erhalten – meep, meep, der Roadrunner war unterwegs.

Ein großartiges Gefühl kehrte zurück: Wärme durchströmte meinen Körper, als hätte ich in eine Steckdose gegriffen. Das Gefühl steigerte sich in den kommenden Tagen noch weiter.

Ich schnappte mir meine Sportausrüstung und fuhr erstmal zum Sport. Dort hatte ich einen Pump wie der Hulk persönlich – Bankdrücken, sonst mit 80 kg, an diesem Tag mit 110 kg. Ich übertreibe nicht, aber die Wirkung ist extrem. Offensichtlich war das rezeptpflichtige Testosteron wirksamer als das gepanschte Polen-Testo. Jedenfalls hatte ich vor Jahren bei meiner ersten Testo-Kur diese starke Wirkung so nicht verspürt. Hinzu kommt, dass die Nebenwirkungen lange nicht so extrem waren wie beim Polen-Testo. Aber dazu in einem weiteren Kapitel dieses Buches mehr.

Nicht nur das, jetzt ging der Punk erst richtig ab. Die Energie, die durch meinen Körper floss, war unglaublich. Ich fühlte mich lebendiger und stärker als je zuvor. Es war, als hätte das Testosteron einen Vitalitätsschalter umgelegt.

Wenn das Buch an einigen Stellen zu krass oder beleidigend geschrieben ist, möchte ich mich dafür entschuldigen. Ich wollte meine damaligen Erfahrungen nur genauso rüberbringen, wie ich sie zu jener Zeit empfunden habe. Dazu gehört auch ein etwas krasser Slang, oder wie manche sagen: die Berliner Proleten-Großschnauze.

Schatz, ich glaube ich habe Fieber

Es war 2019, der letzte Auslandsurlaub vor der Covid-19-Pandemie. Der Tag fing klasse an: Es ging nach Antalya in den wohlverdienten Sommerurlaub. Wir fliegen immer früh, meist gegen 08:00 Uhr, so hat man noch etwas vom Tag, wenn man am Urlaubsort ankommt.

Wir sind zeitig aufgestanden, haben in Ruhe gefrühstückt, und dann holte uns unser Sohn ab und fuhr uns zum Flughafen. Wir wohnen nicht weit weg vom BER und fahren nur 15 Minuten mit dem Auto.

Nachdem das ganze Eincheck-Gedöns vorbei war, hatten wir noch jede Menge Zeit, bis es in den Flieger ging.

Wir saßen nun im Café, als mir plötzlich heiß wurde. Ich bekam einen Schweißausbruch und alles fühlte sich an, als ob ich Fieber bekomme. Ich dachte nur: „Au Backe, bitte nicht jetzt, ich will in den Urlaub."

Ich drehte mich zu meiner Frau und sagte: „Schatz, ich glaube, ich habe Fieber." Sie sah mich an und fing an zu lachen. Dann fühlte sie meine Stirn und meinte: „Schatz, das ist kein Fieber, du hast eine Wallung." Man muss wissen, meine Frau ist Krankenschwester und kennt sich also prima aus.

Ich sagte daraufhin: „Was für eine Wallung?"

Sie: „Du machst dich doch immer lustig über mich, wenn ich sage, ich habe eine Wallung. Schatz, du bist in den Wechseljahren und bekommst jetzt auch Wallungen."

Ich dachte nur: „Ach du Sch…. Werde ich jetzt langsam ein alter Tattergreis?"

Im Flieger suchte meine Frau dann einen Bericht darüber heraus, und ich fing an zu lesen. Unzweifelhaft stand nun fest: Der feine Herr ist in den Wechseljahren.

In den folgenden Monaten kam es immer wieder sporadisch zu solchen Wallungen. Die sind echt unangenehm, vergehen aber zumeist nach ein paar Minuten wieder.

Die Wallungen halten bis heute an, nur die Abstände werden immer größer. Ich kann jetzt damit leben, weil ich weiß, woran es liegt. Meine Frau lacht sich dann immer eins, wenn sie merkt, dass ich eine Wallung habe.

Sie dann immer: „Na, Kugelfisch, haste wieder Fieber? Soll ich zur Apotheke?" Echt ein Doofi, die Süße, aber lustig ist es allemal. Im Übrigen haben wir gegenseitige Kosenamen füreinander. Sie ist mein Schneckchen und ich ihr Kugelfisch.

Warum Schneckchen? Der Name ist seinerzeit durch eine lustige Anekdote entstanden. Sie hat die Angewohnheit, mich mit Sex zu überraschen. Manchmal steht sie einfach nackt im Türrahmen und fängt an, mich zu vernaschen. Es ist ihr dann auch egal, was ich gerade mache. Eines Tages, ich war gerade im Homeoffice und in einer Teams-Sitzung, kam sie nackt in mein Arbeitszimmer. Mir gelang es gerade noch so, die Kamera und das Mikro auszuschalten. Seitdem heißt sie Nacktschnegge.

Warum heiße ich Kugelfisch? Wir waren in Antalya im Aquarium, dort haben wir einen Kugelfisch gesehen. Sie meinte dann, der sieht dir ähnlich, mach den mal nach. Ich habe dann dicke Backen und Bau gemacht. Sie hat sich weggeschmissen vor Lachen und sich fast in die Hose gemacht. So habe ich sie noch nie lachen sehen, sie hatte sogar Tränen in den Augen und den totalen Lachflash. Die anderen Leute um uns herum mussten dann auch lachen, es war eine Bombenstimmung im Aquarium – dank zweier durchgeknallter Berliner. Jedenfalls habe ich seitdem meinen Spitznamen weg.

Aber zurück zum Thema Wallungen.

Hier sind die Hauptmechanismen, durch die Hitzewallungen bei Männern in den Wechseljahren ausgelöst werden:

1. Abnahme des Testosteronspiegels: Testosteron ist das primäre männliche Sexualhormon, und seine Produktion nimmt mit dem Alter allmählich ab. Diese Abnahme kann zu einem Ungleichgewicht im Hormonhaushalt führen, was verschiedene Symptome, einschließlich Hitzewallungen, auslösen kann.

2. Veränderungen im Hypothalamus: Der Hypothalamus ist der Teil des Gehirns, der die Körpertemperatur reguliert. Hormonelle Veränderungen können den Hypothalamus beeinflussen, sodass er fälschlicherweise annimmt, der Körper sei überhitzt. Dies führt zu einer Kaskade von Reaktionen, darunter das Erweitern der Blutgefäße (Vasodilatation) und Schwitzen, um die wahrgenommene überschüssige Wärme abzugeben.

3. Störung des autonomen Nervensystems: Das autonome Nervensystem, das viele unwillkürliche Körperfunktionen reguliert, kann durch hormonelle Veränderungen beeinflusst werden. Eine solche Störung kann zu einer unkontrollierten Freisetzung von Adrenalin und Noradrenalin führen, was wiederum Hitzewallungen verursachen kann.

4. Psychologische und emotionale Faktoren: Stress, Angst und Depressionen, die mit dem Alter und hormonellen Veränderungen einhergehen können, tragen ebenfalls zu Hitzewallungen bei.

Psychische Belastungen können die körperlichen Reaktionen des Körpers verstärken, einschließlich der Thermoregulation.

5. Medikamenteneinnahme und Gesundheitszustände: Bestimmte Medikamente, insbesondere solche zur Behandlung von Prostatakrebs, die die Testosteronproduktion unterdrücken, können Hitzewallungen als Nebenwirkung verursachen. Auch Gesundheitszustände wie Übergewicht, Diabetes und Schilddrüsenprobleme können das Risiko von Hitzewallungen erhöhen.

Fast alle diese Faktoren trafen zu der Zeit auf mich zu.

Fazit: Hitzewallungen bei Männern in den Wechseljahren sind ein komplexes Phänomen, das hauptsächlich durch den Rückgang des Testosteronspiegels und die daraus resultierenden hormonellen Ungleichgewichte ausgelöst wird. Diese Veränderungen können verschiedene physiologische und psychologische Prozesse beeinflussen, die schließlich zu den unangenehmen Symptomen der Hitzewallungen führen. Es ist wichtig, dass Männer, die solche Symptome erleben, einen Arzt konsultieren, um die zugrunde liegenden Ursachen zu ermitteln und geeignete Behandlungsoptionen zu besprechen.

Beam me Back in 80er

Sprechen wir mal über ein schwieriges Thema: Stimmungsschwankungen, insbesondere Depressionen. Ich hatte ein sehr bewegtes Leben. Schon in der DDR habe ich immer viel Geld mit dem Nähen von Klamotten gemacht. Bis 1991 habe ich als Konditor im Grandhotel gearbeitet. Damit verbunden war, dass ich bereits zu DDR-Zeiten einen Teil meines Lohns in West-Mark ausgezahlt bekam. Das waren meist um die 100 Westmark – zu DDR-Zeiten ein echtes Privileg.

Man konnte damit in sogenannten Intershops Waren aus dem „kapitalistischen Westen" kaufen. Eine zweite Möglichkeit war, das Westgeld in Ostmark umzutauschen. Auf dem Schwarzmarkt erhielt man für 10 Westmark bis zu 300 Ostmark.

Ich hatte die Taschen also immer voller Geld und gab es für schöne Dinge aus. Nach der Arbeit ging ich oft gut essen, zum Beispiel im

Nicolaiviertel, im Palast der Republik, im Operncafé, im Hotel Stadt Berlin oder in der Mokka-Milch-Eisbar.

1991 wurde ich auf der Straße von Vertriebsleuten angesprochen und startete daraufhin eine Karriere bei einer Versicherung. Dort legte ich einen krassen Aufstieg hin und verdiente ab 1994 jeden Monat nicht unter 20.000 D-Mark.

Es war eine sehr wilde Zeit – wer den Film "The Wolf of Wall Street" gesehen hat, kann mich erkennen: genauso ein Typ war ich, nur noch viel extremer. Ich führte zu dieser Zeit einen ausschweifenden Lebensstil und gab mein Geld überwiegend für Partys, Frauen und Spaß aus. Ein großer Fehler, denn ich hätte sparen und investieren sollen.

2006 habe ich mit der Finanzbranche abgeschlossen und mich nur noch auf den Verkauf von Immobilien konzentriert. Es lief sehr gut. Ich hatte die Taschen immer voll Geld, führte ein Luxusleben und hatte gleichzeitig 3-4 Geliebte sowie eine Ehefrau zu Hause.

2007 dann die Trennung von meiner ersten Frau – ich gab meine Familie, mein Leben, mein Haus und den Luxus für eine andere Frau auf. Einer der größten Fehler meines Lebens, am meisten mussten meine kleinen Söhne darunter leiden. Schon kurz nach der Trennung wollte ich den Fehler rückgängig machen, aber es war zu spät – es folgte ein Rosenkrieg, der mich letzten Endes alles kostete. Die Privatinsolvenz stand im Raum, und mit ihr viele unangenehme Konsequenzen, wie der Verlust meiner Maklerlizenz und damit meiner Existenzgrundlage. Man muss wissen, dass ein Immobilienmakler in Deutschland nicht ohne eine Gewerbegenehmigung arbeiten darf. Diese setzt neben einem sauberen Führungszeugnis auch geordnete Vermögensverhältnisse voraus.

2010 versuchte ich mit neuen Geschäftsideen wieder auf die Beine zu kommen, was mir einigermaßen gelang. Ich fing an, mit Rohstoffen zu handeln, insbesondere mit Abfall und Öl. Zwar konnte ich nie wieder an die krassen Einkommen anknüpfen, aber es waren immer noch mehr als 9-15K Euro im Monat.

Trotzdem machten mir die vielen falschen Entscheidungen schwer zu schaffen. Mit 50 Jahren merkte ich dann, dass ich nach all den Jahren nichts Vorzeigbares hatte. Mit meiner Selbstständigkeit konnte ich mich gerade über Wasser halten, es gelang mir kaum, etwas beiseitezulegen, um mir ein Rentenpolster aufzubauen.

Meine Fehler und die Erinnerungen an die schöne Zeit und meine Erfolge verfolgten mich oft. Ich trauerte besseren Zeiten nach, die unwiederbringlich verloren waren, und ärgerte mich über mich selbst und meine vielen Fehler.

Mit Wehmut sehe ich oft zurück und trauere um verpasste Chancen, falsche Entscheidungen, meine impulsive Art, das Fremdgehen und vieles mehr, was mein Leben ausgemacht hat.

2009 lernte ich meine zweite Frau kennen – ein Engel. Sie hat mich zu einer sehr ungünstigen Zeit kennengelernt, in der ich völlig am Boden war. Ich war kurz davor, meinem Leben ein Ende zu setzen. Ich hatte bereits Tabletten besorgt und wollte mich mit Autoabgasen vergiften. Ich wartete nur auf den richtigen Augenblick. Kurzum: Tiefer ging es nicht mehr.

Meine Frau hat es jedoch geschafft, mir die bösen Gedanken zu vertreiben und mich wieder aufzubauen.

2010 haben wir geheiratet, und seitdem geht es stetig aufwärts. Ich konnte als Webdesigner und Fotograf neu durchstarten und mir eine neue Existenz aufbauen.

Unser Leben entwickelte sich in eine tolle Richtung, und die ersten Jahre war auch alles okay. Aber meine Unzufriedenheit und die latente Trauer hinderten mich daran, glücklich zu werden.

Meine Depressionen wurden immer langanhaltender und schlimmer. Ich wollte nur noch ausbrechen und am besten irgendwo ganz neu anfangen – in Freiheit, ganz allein, mit einem neuen Projekt an einem schönen Ort. Keine Ahnung, warum ich so dachte. Ich hatte den Schlüssel zum Glücklichsein bereits in der Hand, aber meine Depressionen machten mir einen Strich durch die Rechnung. Ich suchte mir andere Wege, um auszubrechen…

Einmal Easy Rider sein

Ein Klischee, wie es im Buche steht: Männer in der Midlife-Crisis kaufen sich ein Motorrad. So war es auch bei mir. In meiner Jugend hatte ich nie Zeit für ein Motorrad, aber ich habe mir immer eines gewünscht. Hinzu kam, dass ich nur einen Mopedführerschein hatte und erst einmal einen Führerschein für Klasse A machen musste. 2019 las ich, dass man nun auch mit einem Autoführerschein und dem Zusatz 196 ein Motorrad in der 125er Klasse fahren darf.

Gesagt, getan: 2019 habe ich mir dann einen Hobel gekauft, nur eine kleine 125er Suzuki. Den B196-Schein konnte ich an einem Wochenende bei einem befreundeten Fahrschullehrer machen. Der Vorteil ist, dass man nur einige Fahr- und Theoriestunden absolvieren muss, aber keine Prüfung ansteht. Man erhält eine Bestätigung von der Fahrschule über die Teilnahme und kann sich dann den Zusatz 196 im Führerschein eintragen lassen. Alles in allem habe ich 700 Euro dafür bezahlt und konnte nach 4 Wochen endlich Motorrad fahren.

Ziel war es, nur ein wenig mit meinem Fotozeugs auf dem Motorrad umherzufahren und Motive zu suchen.

Zu der Zeit habe ich das Fotografieren für mich entdeckt. Das weckte meine kreative Ader, die schon seit DDR-Zeiten in mir schlummerte. Außerdem war es eine super Möglichkeit, neue Leute kennenzulernen.

Was für ein geiles Gefühl schon bei der ersten Fahrt von Spandau nach Hause. Warum? Einmal cool sein und bewundernde Blicke von anderen Menschen erhalten.

Ich stand schon immer auf Frauen, die einen eigenen Style hatten und tätowiert waren, besonders, wenn sie dann auch noch Kurven hatten.

Ich verspürte immer mehr den Wunsch nach einer neuen Erfahrung. Nicht, dass ich es gebraucht hätte – zu Hause war sexuell alles okay, ich hatte ein wunderbares Heim und eine tolle Frau. Trotzdem wollte ich einen anderen Duft und mich wieder wie ein begehrenswerter Mann fühlen.

Wie soll ich es beschreiben? Meine Ehefrau hat mir auch oft gesagt, dass sie mich noch toll findet, aber es ist etwas anderes, das von anderen Frauen zu hören. Vielleicht hatte ich Angst, etwas zu verpassen. Im Prinzip war dieser Gedanke das beherrschende Element in meinem Denken und Handeln in meinen Wechseljahren.

Und genau da fingen meine größten Probleme an. Ich wollte wieder Anerkennung und von anderen Frauen angehimmelt werden und den Jagdtrieb vollends ausleben. Gesagt, getan: Ich habe dann verschiedene Dating-Apps installiert und angefangen zu chatten.

Ich denke, ich bin attraktiv und sehr sportlich und möchte behaupten, dass ich für meine 50 Jahre noch bombig aussehe – noch alle Haare und kein einziges Graues, schlanke Figur und Muskeln durch ständiges Training. Außerdem stehe ich klamottentechnisch auf Military-Style, was viele Frauen mögen.

Ich bin sehr aktiv und stehe auf actionreiche Hobbys wie Airsoft, Wakeboarden, Paragliding, Kiten, Bogenschießen und Jagen.

In meinem Kofferraum liegen immer spannende Sportgeräte. Meine Kumpels wissen: Wenn sie mich anrufen, habe ich immer coole Ideen für Unternehmungen und Action. Die musste ich auch immer haben. Ich bin Vater von vier erwachsenen Söhnen. Und da ich immer „Wochenend-Papa" war, standen immer Unternehmungen mit meinen Kindern am Wochenende an. Zum Glück bietet Berlin und Brandenburg einiges an Freizeitmöglichkeiten. Die vielen Seen und Wälder bieten viel Raum für spannende Erlebnisse.

Wir haben alle 14 Tage immer neue Aktionen durchgezogen. Im Prinzip haben wir alles gemacht, was man sich vorstellen kann und was mit Kindern möglich ist.

Ich wusste immer, wie ich auf Frauen wirke und was ich ausstrahle, jedenfalls wurde mir oft gesagt, dass ich ein sehr schöner Mann bin. Na ja, man sieht sich selbst anders, ich fand nicht, dass ich ein Schönling bin – eher wollte ich immer als Kämpfer wahrgenommen werden.

Also habe ich ein paar schicke Bilder mit meiner Kamera von mir gemacht, hochgeladen, und es dauerte nicht lange, bis die ersten Nachrichten von den Damen eintrudelten.

Da Mutti mich zum Gentleman erzogen hatte, habe ich den Damen mit Respekt und Anstand geantwortet. Damit schien ich mich sehr von vielen anderen meiner Artgenossen abgehoben zu haben, jedenfalls sagten mir das die Frauen.

Einige Damen waren sehr hartnäckig und wollten unbedingt ein Date. Aber erst mal telefonieren und chatten – ich war mir auch nicht so sicher, ob ich nicht auf einem totalen Holzweg bin. Ich dachte mir, chatten geht ja, ist ja kein Ehebruch, es ist ja nur schreiben, aber nicht anfassen. Mit einigen Frauen wechselte ich dann zu WhatsApp und wir daddelten dort weiter.

Ich blieb weiter Gentleman, aber den Damen schien das zu lange zu dauern. Um mir zu zeigen, wie sehr sie ein Date wollten, trudelten nun sexy Bilder ein – welcher Mann kann da widerstehen, besonders, wenn eine Frau es sehr offensiv betreibt?

Ich lernte Isabell kennen. Ihre Profilbilder in der Dating-App Badoo haben mich sofort in den Bann gezogen. Sie schrieb mich an: „Na, schöner Mann, ist dir langweilig? Was machst du gerade?" Diese Nachricht fand ich schon mal gut, besser als das übliche „Hi" oder, noch schlimmer, „Hallo".

Ich befand mich zu dem Zeitpunkt gerade an einem Strand am Müggelsee in Berlin und hatte gerade mein SUP aufgepumpt, um damit zu fahren. Ich dachte mir dann, bevor ich ihr lange schreibe, mache ich ein Video vom Beach und schicke es ihr. Sie fand das sofort klasse und es gingen Audios hin und her.

Es stellte sich heraus, dass Isabell auch Motorrad fuhr. Zwei Tage später, am Wochenende, sollte ein Bikertreffen in Berlin stattfinden. Wir verabredeten uns, gemeinsam das Bikertreffen zu besuchen und mit unseren Motorrädern dorthin zu fahren…

Isabell – und ewig lockt das Weib

Sie hieß Isabell, 1,75 Meter groß, mit langen roten Haaren, voll tätowiert, großen Brüsten, sehr kurvig und völlig durchgeknallt. Sie war 45 Jahre alt sah aber bedeutend jünger aus. Sie hatte fast den gleichen Job wie ich, sie war Programmiererin und hatte keine Kinder. Sie wollte zwar immer welche hat aber wohl nie den richtigen Partner für Kinder.

Deshalb fand sie es auch toll, als ich ihr erzählt habe, dass ich vier erwachsene Söhne und eine große Familie habe.

Schon ihr Geruch war unbeschreiblich angenehm. Strahlend weiße Zähne, keine einzige Falte, straffe Haut und einen knackigen Po – wie ein Gesamtkunstwerk! Da stand sie nun, die Frau, die ich immer wollte.

Ich schien ihr auch zu gefallen, sie lächelte unentwegt und fuhr sich ständig durch die Haare und ließ Ihren Blick nicht mehr von mir. Mir wurde immer wärmer und ich war sowas von geflasht von der süßen Frau. Ich wollte sie –unbedingt-. Ich stellte mir in meinen Gedanken bereits vor wie der Sex mit ihr wäre.

Wir ließen die Motorräder stehen und setzten uns in ein Café. Schon ihre Gangart war anmutig. Wie soll ich es beschreiben, wie eine Ballerina. Man merkte sofort, dass sie genau wusste, wie sie einen Mann von sich begeistern kann. Die anderen Typen beim Treffen, grinsten zu mir rüber, die sahen genau was gerade abging und ich schon sichtlich verstrahlt war.

Als wir anfingen zu reden, es kam nur Schlaues aus ihrem Mund. Sie mochte auch das Fotografieren, Kunst und Reisen. Sie erzählte mir viel über ihre Reisen in die ganze Welt ich hörte einfach zu und genoss den Klang Ihrer Stimme und die süßen Blicke. Ich durfte Sie dadurch die ganze Zeit ansehen und die Stimmung und den Moment in mir aufsaugen. Ich war drauf und dran mich zu verknallen...

Diese Frau war nicht nur sexy, sondern auch noch klug. Eine sehr gefährliche Mischung. Mit Dumpfbacken oder Caja-Bitches kann ich nichts anfangen. Ich stehe eigentlich auch nicht auf getunte Mädels. Bei ihr war das anders, obwohl sie vollgetunt war (Lippen, Haare, Brüste, Nase) wirkte sie natürlich. Allein die vielen kleinen Sommersprossen in Ihrem Gesicht, ich liebte es. Ich hätte sie am liebsten in den Arm genommen und geküsst, aber Mutti hat mir beigebracht, beim ersten Date nur gucken nicht anfassen. Mit dieser Strategie bin ich bei den Frauen sehr oft gut gefahren. Ich bin der Ansicht, dass viele Frauen auf gute Manieren stehen und dies als Zeichen von Wertschätzung und Respekt sehen.

Wir tauschten Nummern aus und wollten uns schreiben, um ein neues Daten zu vereinbaren. Sie stieg dann auf Ihren Ofen, schon ihr toll geformter Hintern auf der Sitzbank machte mich total an. Sie startete den Motor und fuhr los. Ich dachte nur, bitte dreh Dich zu mir um, das wäre das Zeichen, das Sie das Date auch toll fand. Sie hielt ein paar Meter weiter an und dreht nach links, machte das Helmvisier hoch und schickte mir einen Luftkuss, ich machte mit meinen Händen das Herzzeichen, sie fuhr dann wieder los. Da wusste ich, dass es bei ihr auch gefunkt hatte.

Auf der Heimfahrt mit meinem Motorrad spukte sie lange in meinen Gedanken herum. Aber ich beschloss, meine Ehe nicht zu gefährden und die Sache zu beerdigen. Ich sagte mir – ok Du durftest jetzt ein paar wundervollen Stunden mit dieser unglaublichen Frau verbringen.

Leider spukte sie in den nächsten vier Tagen weiter auf meinem Handy und in meinen Gedanken herum. Sie schrieb mich an und fragte, warum ich so zurückhaltend bin, und sie hätte sich verknallt und will mich unbedingt schnellstens wiedersehen.

Wir verabredeten uns bei ihr daheim. Bei ihr angekommen war auch wieder alles großartig, sehr ordentlich und sauber, genauso, wie ich es mag. Ihre Wohnung war sehr gemütlich eingerichtet. Schöne Möbel die Wohnung sah aus wie aus meinem Katalog. Überall Fotos an der Wand von ihren Reisen und ihrer Familie und Freunden. An vielen Stellen Mitbringsel aus aller Welt. Ich war fasziniert und schaute mir erst einmal viele Ihrer Fotos an. So hatten wir gleich genügend Gesprächsthemen. Sie machte in der Zwischenzeit in Ihrer Küche für uns zwei Cocktails.

Ich fühlte mich sofort wohl bei ihr. Es war sommerlich, und setzten uns auf ihren Balkon. Sie kam dann mit den Drinks raus und setzte sich neben mich. Sie schaute mir lange tief in die Augen und fing an, mich zu küssen.

Mega geil, was für Lippen, wie lecker diese Frau war. Sie roch eine wenig nach Kokosmilch und Jil Sunder Sun, irgendwie eigenartig, aber doch großartig.

Sie fing langsam an, mich auszuziehen. Nackt wie ich war, sollte ich mich in ihrem Esszimmer an der Küche auf den Stuhl setzen. Ich bekam eine supersexy Show geboten und konnte ihren tollen nackten Körper voller Tattoos bewundern.

Mein Kopf sagte: „Hör auf, verschwinde", der Kleine zwischen meinen Beinen war anderer Meinung, und es kam, wie es kommen musste: Wir …. drei Stunden ununterbrochen.

Ich wusste gar nicht, dass ich dazu noch fähig war, aber mit der richtigen Motivation ging noch mehr. Ich merkte, wie ich mich langsam, aber sicher in sie verliebte. Ich wollte mehr und das immer wieder.

Die liebevolle und sinnliche Art von ihr machte mich total an, das hatte ich lange nicht mehr. Und ihr Geruch, den habe ich bis heute in meiner Nase: Jill Sunder Sun und Kokosmilch, lecker. Und dieser unbeschreiblich sinnliche Körper. Was für eine Wahnsinnsfrau. Bei ihr fühlte ich mich wie ein echter Mann, sie gab mir auch das Gefühl, dass ich ein toller Mann bin.

Das tat mir gut, und ich wollte nicht mehr weg von ihr.

Aber alles aufgeben, in meinem Alter, noch einmal ganz von vorn anfangen? Das hatte ich ja nun schon mehrfach durch. Irgendwie machte mir das sehr zu schaffen, und ich sah keinen richtigen Weg oder eine Lösung für das Problem.

Ich war, wie schon so oft, auf dem Holzweg und der kleine Freund zwischen meinen Beinen, bestimmte einmal mehr über mein Leben und sorgte für falsche Entscheidungen.

Die Bombe platzt

Ich hatte Isabell die ganze Zeit verschwiegen das ich verheiratet war.

Es war um die Mittagszeit an einem Sonntag. Wir hatten gerade zwei Stunden ausgiebigen Sex hinter uns. Ich lag mit Ihr im Bett und plötzlich übermannte mich eine tiefe Traurigkeit, weil mir klar wurde das ich in dieser Form keine Zukunft mit dieser großartigen Frau hatte.

Sie war ohnehin in der letzten Zeit schon etwas misstrauisch, da ich an Feiertagen oft keine Zeit für Sie hatte und auch nie über Nacht blieb.

Sie flehte mich oft an über Nacht zu bleiben, aber mir fiel immer irgendeine Lüge ein, warum es gerade an diesem Tag nicht möglich war.

Sie musste mich sehr lieben, sonst wäre Sie nicht ständig auf meine Lügen hereingefallen. Ein mieses Spiel von mir, was sich noch bitter rächen würde.

Wie gesagt wir lagen im Bett und mir wurde klar, dass ich etwas grundlegend ändern muss. Ich beschloss Ihr die Wahrheit zu sagen. Es gab nur zwei Möglichkeiten: entweder sie akzeptierte ihre Rolle, als Geliebte, oder sie beendete unsere Affaire sofort. Für sie war es keine Affaire, sie war der festen Ansicht wir hätten eine ganz normale Beziehung.

Da ich wusste, dass sie sehr direkt war und sich von niemanden verarschen lassen würde, war mir fast sicher, dass sie unsere „Beziehung" sofort beendet. Das es aber so krass kommen würde, hätte ich nicht gedacht.

Sie sah meine Tränen, fing dann an mich zu umarmen und zu küssen und fragte: Engel was ist los, sag es mir bitte…

Ich: Traumfrau, ich muss Dir etwas beichten aber sei bitte nicht böse…Sie setzte sich im Bett auf und sagte bestimmt und deutlich: …sag jetzt sofort was los ist, aber ich kann es mir schon denken…Ihre Miene versteinerte und der liebevolle Blick war von einem Augenblick auf den anderen verschwunden.

Ich: Traumfrau, ich bin verheiratet…

Sie sprang aus dem Bett und rastete sofort aus und war auf 1.000…sie schrie nur. Ich wusste es, ich wusste es, ich wusste es…hau sofort ab Du Stück Scheiße…raus, raus, raus..

Nackt wie sie war, und ich, rannte sie zur Wohnungstür, riss sie auf und schrie: raus aus meiner Wohnung RAUS RAUS RAUS..sie schrie weiter RAUS RAUS RAUS.

Isabell war außer sich vor Wut.

Ich klaubte meine Sachen zusammen, jedenfalls was ich in der Hast greifen konnte, und rannte aus der Wohnung in den Flur des Mehrfamilienhauses. Sie warf mir noch meine Schuhe in den Flur. Die Schuhe landeten mit großem Gepolter an der Türe der Nachbarin.

Also wer von den Nachbarn jetzt noch nicht wach war, jetzt bestimmt.

Das kann man sich so vorstellen: Berlin Märkisches Viertel, 9. Etage, ein Vorflur vor dem Fahrstuhl mit drei weiteren abzweigenden Wohnungen.

Da stand ich nun völlig nackt, versuchte mich anzuziehen, eine der Nachbarin machte die Türe auf und sah mich da völlig nackt stehen und war völlig perplex.

Offensichtlich war sie von Isabells Geschrei und der Lautstärke alarmiert worden und wollte nachsehen was da los war.

Die Frau, auch in meinem Alter, meinte: soll ich die Polizei rufen, oder ist alles ok?

Ich musste dann in Anbetracht der völlig skurrilen Situation anfangen schallend zu lachen und zog mich dabei weiter an.

Ich meinte zu der Frau: „..nein alles gut, alles in Ordnung auch wenn's nicht so aussieht.." Sie schüttelte den Kopf und meinte „…nur noch Irre hier..." und schloss die Türe.

Im nächsten Moment öffnete der andere Nachbar die Türe, offensichtlich ein Araber meinte „…Bruder, was machst Du Sachen, gehte nisch gut? Warum laute hier so?"

Das gab mir den Rest, ich habe mich nicht mehr ein bekommen und lag fast auf dem Boden vor Lachen.

Ich hatte schon Tränen in den Augen vor Lachen. Das war echt filmreif und eine der coolsten Aktionen, die ich je in meinem Leben erlebt habe.

Zum Glück hatte ich meine Bauchtasche mit den Autoschlüsseln noch greifen können. Sonst wäre das an diesem Tag alles bereits in einer Katastrophe geendet.

Zu Recht-das wäre meine gerechte Strafe für diesen ganzen Bullshit gewesen, den ich verzapft hatte. Ich fuhr dann erstmal etwas essen, um etwas runterzukommen.

Im Café ließ ich die Aktion Revue passieren und fing ständig an zu lachen. Die anderen Gäste haben bestimmt gedacht das ich auf Drogen bin. Auch jetzt, wo ich dieses Buch schreibe, muss ich ständig über die Aktion ablachen 😊

Natürlich war jetzt erst einmal Funkstille mit Isabell. Sie blockte mich auf allen Kanälen.

In den nächsten Tagen und Wochen hatte ich extremen Liebeskummer, da sie mir unendlich fehlte. Da merkte ich erst richtig, dass es gefühlsmäßig für mich wohl mehr war wie nur Sex mit einer aufregenden Frau.

Trotzdem war ich jetzt irgendwie befreit. Da die Affaire nun endlich beendet war und ich keine Angst mehr haben musste das Isabell eventuell aus Rache bei uns aufschlägt und die Affaire meiner Frau steckt.

Aber falsch gedacht. Ein paar Wochen nach der Aktion, ploppte plötzlich wieder eine WhatsApp von ihr auf. Ich war ehrlich gesagt überglücklich.

Sie entschuldigte sich für ihr Verhalten und wollte das ich schnellstens zu ihr komme. Isabell sagte. „..Engel, ich liebe Dich so sehr, bitte lass uns reden und komm zurück zu mir..".

Ich egoistischer Penner dachte nur…jetzt habe ich sie. Ich dachte mir ok, jetzt wird sie es sicher akzeptieren nur Geliebte zu sein und ich kann mein Leben so weiterführen, ohne mich von meiner Frau trennen zu müssen.

Die Affäre dauerte dann ein weiteres Jahr bis 2022. Wir trafen uns regelmäßig in Abständigen von 5-14 Tagen. Wir haben nun nicht nur Sex Dates, sondern haben viel gemeinsam unternommen. Wir machten Touren mit unseren Motorrädern, gingen oft gemeinsam zum Sport oder gingen ins Kino oder Ausstellungen. Besonders die Sport-Tage waren Klasse, die endeten immer in verrückten Sexaktionen bei ihr.

Ein Beispiel: Nach dem Sport duschten wir gemeinsam bei ihr, sie stand auf Sex, wenn ihn Nachbarn mitbekamen. Sie zog mich aus der Dusche nach draußen auf ihren Balkon. Wir waren beide nackt und noch völlig nass vom Duschen. Mein Kleiner stand wie eine eins, da ich völlig geil auf Sie war und ihre großen straffen Brüste hin und herschaukelten. Die Tattoos auf ihrem Rücken waren wie Geschichten, die man sich anschauen konnte, wenn man sie von hinten nahm. Der Gang, der Geruch Ihre Blicke der tolle Hintern, ich war jedes Mal vernarrt in sie.

Sie schubste mich auf die Gartenbank auf Ihrem Balkon und gefriedigte mich oral. Kurz bevor ich kam, setzte sie sich auf mich und stöhnte voller Lust, als ich mich in sie ergoss.

Das ging einige Stunden so, sie bekam nicht genug vom Sex mit mir. Ich musste ihr ständig den Mund zuhalten damit die Nachbarn nicht noch die Polizei riefen. Aber sie quiekte trotzdem weiter laut rum. Ich genoss es, dieser tolle Körper und Ihre großen Brüste, die auf und ab wippten, ein Traum. Ich hoffte das es nie ein Ende dafür gibt.

Es fühlte sich alles an wie eine echte Beziehung. An diesem Tag, nachdem wir fertig gesexelt hatten, kochte sie für uns Essen. Wir aßen gemeinsam, sie stand auf und kam ein paar Augenblicke später zurück und gab mir einen Brief mit den Worten „...Baby, Du bist mein Traummann, ich liebe Dich so unsagbar, bitte ließ diesen Brief in Ruhe, denn er sagt, was ich für dich empfinde und fühle..."

Auf dem Heimweg hielt ich mit dem Auto an und las den Brief. Sie schrieb über die vielen schönen Dinge, die wir gemeinsam erlebt hatten, sie schrieb, wie sehr sie unter unserer Trennung gelitten hat und immer noch leidet, sie schrieb, wie gut wir zusammenpassen und sie besser zu mir passt wie meine Frau, sie schrieb über den unglaublich aufregenden und sinnlichen Sex mit mir, sie schrieb das ich der einzige Mann bin, bei dem sie jemals mehrfache Orgasmen hintereinander hatte, sie flehte mich an mich zu trennen und mit ihr zusammen zu leben. Sie machte sogar den Vorschlag das wir irgendwo anders neu anfangen.

Am Ende des Briefes machte sie mir einen Heiratsantrag und ich sollte darüber nachdenken. Ich habe dann wie ein Kind im Auto gesessen und geheult. Die Tränen liefen nur so und ich brauchte echt lange mich wieder in den Griff zu bekommen. Meine Fresse, ich hatte mich selbst in Aus geschossen und dieser tollen Frau so oft weh getan.

Es kam, wie es kommen musste. Ich Volltrottel hatte in einer Jacke den Liebesbrief von ihr versteckt. Warum? Es war der tollste Liebesbrief den ich bis dahin je in meinem Leben erhalten habe.

Eines Tages beschloss meine Frau, alle meine Stoffjacken zu waschen. Auch die Jacken die ich ewig nicht mehr getragen hatte.

Ich Vollhonk hatte den Brief völlig vergessen. Statt den Brief von Isabell nach dem Lesen sofort zu vernichten oder irgendwo sicher zu verstecken, befand er sich noch in der Jackentasche.

Der Klassiker würde ich sagen. Wir Männer wie ich sind einfach doof, da kommt das alte Jägerverhalten aus der Steinzeit hoch, Trophäen sammeln und horten.

Was soll ich sagen? Der beschissene Brief, sie fand ihn... der Supergau...

Dieser Tag fing schon beschissen mit Post vom Finanzamt an (fette Steuernachzahlung), und gemäß dem Gesetz der Masse, kam es noch dicker... mir blieb nichts anderes übrig, als ihr bis in die Nacht hinein alles zu beichten.

Meine Frau war außer sich vor Trauer und weinte über Stunden. Es tat mir so unendlich leid. Ich habe sie das erste Mal in meinem Leben so gesehen. Jetzt wurde mir erst bewusst, wie sehr sie mich die ganzen Jahre geliebt hat.

Ich Vollidiot habe es nicht erkannt und alles als Selbstverständlichkeit angesehen. Jetzt erst wurde mir bewusst, dass sie für uns ein Nest geschaffen hatte, aus Liebe und weil Sie ein ruhiges entspannten Leben für uns eingerichtet hat.

Ich Blödi habe das nicht erkannt und es als Einengung und Klammern empfunden. Ich war unendlich traurig und kam überhaupt nicht mehr klar.

Auf der anderen Seite war es aber auch wie ein Befreiungsschlag. Ich wollte die Affaire mit Isabell schon lange beerdigen, aber irgendwie hatte ich nie den Absprung geschafft. Hinzu kam, dass ich immer Angst hatte, dass sie bei uns aufschlagen würde, wenn ich die Affaire beenden würde.

Sie hatte zwischenzeitlich meine Firmen gegoogelt. Sie hatte einmal mitbekommen, wie meine Firma hieß, weil mich ein Kunde bei einem unserer Ausflüge traf und ständig den Firmennamen und meinen Nachnamen erwähnte. Isabell kannte mich immer nur unter meinem Vornamen und hat nie gefragt, wie ich tatsächlich hieß.

Wie gesagt Isabell ist eine schlaue Frau. Sie zog sich dann einen Handelsregisterauszug und bekam über diesen Auszug meine Privatanschrift heraus.

Sie besuchte dann an einem Wochenende, ohne dass ich es wusste, meine Adresse und machte ein Foto vom Klingelschild. Das war nach unserer ersten Trennung, nachdem ich ihr gebeichtet hatte das ich verheiratet bin.

Jedenfalls hat sie mir ihre „Erkenntnisse" bei einem unserer Treffen unter die Nase gerieben, mit den Worten „...Baby, mach mich nie wütend, Du weißt ja, was Vendetta bedeutet...". Da wusste ich eine Trennung von ihr wird auf jedenfalls damit enden, dass sie meiner Frau etwas steckt.

Aber zurück zum Supergau-Tag. Ich musste dann im Beisein meiner Frau bei Isabell anrufen und die Affaire beenden. Ich musste alle Nummern, die ich von irgendwelchen Damen im Handy hatte, löschen und mein Handy bei ihr abgeben.

Isabell war total über meinen Anruf total geschockt und schrie ins Telefon: „..nein Baby bitte nicht, bleib bei mir…". Ich feiges A…. legte auf und blockierte sie sofort.

Meine Frau muss mich sehr lieben, dass sie so einen Mist mitmacht und mich nicht sofort abschießt.

Die Wochen nach dem Vorfall waren voller Trauer und vieler Gespräche.

Das hatte allerdings auch seinen Preis: Ich musste mich von Grund auf ändern und meine Frau und meine Familie wieder in den Mittelpunkt meiner Aufmerksamkeit rücken.

Meine Frau wusste seitdem jede Minute, wo ich war und was ich mache. Wenn ich einmal unterwegs war, schickte ich ihr meinen Standort.

Das war für mich keine Belastung, sondern ich fühlte mich gut, wenn ich wusste, dass es ihr gut ging.

Wir sind uns seitdem näher als in den ersten Jahren unserer Ehe. Es gab nur noch uns. Ich machte ihr kleine Geschenke zwischendurch, und war glücklich, wenn sie sich darüber freute.

Auch kleine Rituale gab es ab jetzt, wie zum Beispiel, dass wir freitags immer zusammen in die Wanne hüpften und ein Glas Wein tranken. Oder einmal im Monat zusammen in die Sauna fahren.

Das ist mir seitdem sehr wichtig, da es endlich einmal etwas ist, was wir gemeinsam machen können. Man muss die Zeit nutzen und nicht dagegen arbeiten, denn am Ende kann man sagen, dass es nur besser werden kann. Ein Leben in und nach den Wechseljahren gibt es und es entstand eine neue Liebe zu meiner Frau, die sich fast von mir getrennt hätte.

Ich bin seit einem Jahr ein völlig anderer Mann, es gibt nur noch Familie, Arbeit und Hobbys für mich und das genau in dieser Reihenfolge.

Davor drehte sich mein Leben nur um mich und um meine Selbstverwirklichung. Logisch das damals Alles nicht mehr zeitlich unter einen Hut zu bekommen war. Meine Ehefrau, die Selbständigkeit, meine Kids, die Familie, die Hobbys und dann noch eine Geliebte.

Das war auch der Grund für meine ständige Unzufriedenheit. Statt ein ruhiges, entspanntes und geordnetes Leben zu führen, torpedierte ich es und verwandelte es in ein einziges Chaos.

Ich habe meine Leben von dem kleinen Freund zwischen meinen Beinen diktieren lassen. Jungs wenn es Euch genauso geht, nehmt Euch kein Beispiel an mir, hört auf mit dem Fremdgehen, solange die Bombe noch nicht geplatzt ist.

Denn was ist die Alternative? Scheidung, Stress, ein Leben allein mit ständig wechselnden Affairen? Wie lange ist man noch so fit wie jetzt? Jeder wird älter und damit schwinden auch die Chancen auf eine neue Liebe, oder den „passenden Deckel" zu finden.

Sind wir doch mal ehrlich, umso älter man wird, hat auch die potenzielle Partnerin ein Leben und bewegt sich auf „eingefahrenen Gleisen". Eine Frau jenseits der 50 wird ihr Leben nicht einfach so ändern und es auf Euch ausrichten.

Und eine jüngere Frau hat oft noch einen Kinderwunsch, oder noch Kinder im Kleinkind- und Schulalter.

Klar eine jüngere Frau sieht noch toll aus und der Sex ist sicher auch extrem gut, aber will man sich jenseits der 50 noch Kleinkinder oder Teenies antun?

Für mich wäre das nie in Frage gekommen. Ich hatte das bereits viermal hinter mir. Deshalb wäre für mich, wenn ich eine neue Beziehung eingegangen wäre, nur eine Frau ohne Kinder, die arbeiten geht, mit eigener Wohnung und ohne Viecher (auf Zoo habe ich keinen Bock) in Frage gekommen.

Ich war vor dem Supergau ein A...ch. Zum Beispiel ließ ich meine Frau mit 40 Grad und Fieber mit Corona infiziert zuhause zurück um zum Isabell fi...en zu fahren.

Meine Fresse ich könnte mir jetzt noch dafür in den Hintern treten. Ich danke mein Karma Konto habe ich in dieser Zeit geplündert.

Das Schicksal rächt sich immer. In meinem Fall hatte ich Glück im Unglück da ich eine weitere Chance erhalten habe und nun ein entspanntes und ruhiges Leben führe.

Von Isabell kam in der Folgezeit noch eine Racheaktion. Jedenfalls trudelte ein paar Wochen nach unserer „Trennung" ein Paket, adressiert an meine Frau, bei uns ein.

Darin enthalten ein Schmähbrief was für ein A.... ich bin inklusive aller Geschenke, die ich ihr gemacht hatte. Also Schmuck und andere Dinge. Außerdem schrieb sie noch, dass ich ihr einen Heiratsantrag machen wollte und plante zu ihr zu ziehen.

Alles wahrscheinlich in der Absicht meine Ehe endgültig zu zerstören. Meine Frau interessierte das nicht, sie nahm das Paket und den Brief und brachte alles runter in die Mülltonne. Mit einem lauten Lachen haute sie alles in die Tonne und knallte den Deckel zu. Was für eine starke Frau.

Sagen wir mal so – ich habe es verdient richtig in die Fresse zu bekommen. Alles nur weil ich so ein Weichei war und mir meiner Umwelt nicht klargekommen bin.

Immer und immer wieder verfiel ich in die gleichen schlechten Verhaltensmuster aus der Vergangenheit. Wie ein Dämon, der von mir Besitz ergriffen hatte, entschied ich mich immer wieder für Zerstörung und den schlechtesten Weg. Konfliktlösung war noch nie meine Stärke.

Statt mit meiner Frau zu reden den einfachsten Weg gewählt habe. Rückblickend war es den ganzen Stress nicht wert, aber das sehe ich erst jetzt mit einem gewissen Abstand so.

Seitdem habe ich von Isabell weder etwas gehört noch gesehen. Hin und wieder traf ich sie in meinen Träumen. Die Träume wirkten sehr real, nach dem Aufwachen beschäftigten sie mich meist noch den ganzen Tag danach. Ich denke ich werde noch eine Weile brauchen, um die Affaire und das abrupte Ende zu verarbeiten und hinter mir zu lassen. Dazu war die ganze Affaire zu intensiv und verrückt, als das ich sie von jetzt auf gleich vergessen kann.

Was ich mich oft Frage: wie wird es sein, wenn wir uns zufällig einmal wiedertreffen? Die Wahrscheinlichkeit dafür ist sehr gering, da wir jeweils am entgegengesetzten Ende der Stadt wohnen.

Wenn ich daran denke, fällt mir der Refrain aus „Don't You" von dem Simple Minds ein. „Wirst du meinen Namen rufen, wenn du vorbeigehst? Oder wirst du einfach weitergehen?".

Jedenfalls wird die Affaire mit Isabell sicher ein Teil der Erinnerungen sein, die ich als letztes sehen werde, wenn irgendwann das Lebenslicht erlischt und mein Leben an mir vorbeizieht.

Der Hulk in mir will raus

Der Mythos der Stimmungsschwankungen ist wahr. Das ist in der Tat ein riesiges Problem und kommt unmerklich daher. Ich für meinen Teil hatte eine extrem kurze Zündschnur und war sehr aggressiv. Eigentlich bin ich harmoniebedürftig und zu anderen Menschen freundlich. Eines aber, was mich sehr triggert, sind ignorante, dreiste und dumme Menschen.

Insbesondere Menschen, die denken, dass sich alles um sie dreht und denen völlig egal ist, was andere empfinden oder ob sie andere Menschen stören könnten – also Menschen ohne jegliche „Kinderstube".

Ein Beispiel:

Ein ökologisch angehauchter Typ mit langen Haaren und Schlabberklamotten, Modell „Jesus Christ nach der Wurmkur", und ein kleines, verdrecktes Kleinkind. Die Kleine sah aus wie Pippi Langstrumpf mit dreckigen Klamotten und verschmiertem Gesicht. Ich denke, sie kam gerade aus dem Kindergarten, da sehen die Kleinen ja meist so aus.

Aber meiner Meinung nach muss man sein Kind nicht so herumlaufen lassen. Da gibt es etwas, das nennt sich „Feuchttuch". Auch Wechselklamotten und das Umziehen des Kindes nach dem Kindergarten können Abhilfe schaffen. Bei unseren Enkeln gibt es so etwas nicht – wir ziehen die Kleinen um, wenn wir noch in die Eisdiele wollen. Das hat etwas mit Respekt gegenüber den Kindern und anderen Menschen zu tun.

Das soll jetzt nicht böse und abwertend klingen, aber genau das Bild, das man von der Öko-Klientel hat, wird hier bestätigt. Ich kann mit solchen Leuten nichts anfangen, besonders wenn sie auf Moralapostel und Gutmenschen machen und andere auf ihre sektenähnliche Art und Weise agitieren wollen. Kurz gesagt: Ich finde das scheiße. Auf der anderen Seite ist es ihnen aber völlig egal, was andere über sie denken.

Aber nun zurück zur Story:

Wir sitzen im Außenbereich der Eisdiele, „Jesus Christ nach der Wurmkur" mit seinem Kind neben uns, meine Frau mir gegenüber. Plötzlich steht das Kind auf, hebt sein Röckchen, hockt sich hin und fängt an zu pullern – in aller Öffentlichkeit und wo noch andere Leute sitzen. Dem Typen war das völlig egal. Statt einzugreifen, lässt er die Kleine einfach weiter ihr Geschäft verrichten. Da fragt man sich, was für ignorante Vollidioten es gibt, gerade heute, wo jeder ein Handy hat und so etwas filmen könnte.

Also kurzum: Der Typ hatte sich auf alle erdenklichen Weisen als Vater disqualifiziert. Nennen wir ihn, mit seinen 50 kg und seinen Mikado-Ärmchen: „Jesus Christus nach der Wurmkur".

Meine Frau und ich gucken uns an und können es nicht glauben.

Meine Frau meinte dann zu dem Typen ruhig und vernünftig: „Junger Mann, dahinten gibt es Toiletten, das muss doch nicht sein…"

„Jesus Christus nach der Wurmkur" erwidert: „Halten Sie die Klappe, mein Kind geht pullern, wo ich es will…"

Falsche Antwort, falscher Ton, falscher Zeitpunkt, falscher Typ, falsch, meine Frau so anzukacken, falsch, nur 50 Kilo zu wiegen und Mikado-Ärmchen zu haben, falsch, sich mit mir anzulegen...

Ich war so schnell bei ihm, dass er nicht mal mehr die Zeit hatte aufzustehen. Ich habe „Jesus Christus nach der Wurmkur" vor seinem Kind eine ordentliche Backpfeife mit der flachen Hand verpasst.

Mit der Faust hatte ich mich nicht getraut, nicht dass er gleich auseinanderfällt wie ein Legomännchen. „Jesus Christus nach der Wurmkur" flog sofort mit seinem Stuhl um.

Ich war verwundert über die Power meines Schlages. „Jesus Christus nach der Wurmkur" hatte dann alle meine fünf Fingerabdrücke rot im Gesicht. Die Kleine weinte und schrie, kurzum: Chaos hoch zehn.

Meine Frau zog an mir, und zwei männliche Gäste versuchten, mich von „Jesus Christus nach der Wurmkur" wegzuziehen. Ich ließ dann von dem Typen ab.

Irgendwie tat es mir sofort leid, und mir war klar, dass dies nicht ohne Folgen bleiben würde. Ich sah schon die ersten Gäste ihre Handys zücken und telefonieren. Wir verließen dann sofort das Lokal und liefen zum Parkplatz. Der war rund 500 Meter entfernt. Wir fuhren dann nach Hause. Zuhause angekommen, stand die Polizei bereits vor dem Haus, und 5 Minuten später saß ich in der grünen Minna ab aufs Revier.

Keine Ahnung, wie sie auf mich kamen und wie sie so schnell bei uns sein konnten. Ich denke, irgendein Gast aus der Eisdiele muss uns unbemerkt hinterhergelaufen sein und hat unser Autokennzeichen aufgeschrieben.

Statt eines schönen Nachmittags folgte ein stundenlanger Aufenthalt auf der Wache: Anwalt anrufen, warten, Vernehmung, Vorwürfe von meiner Frau, Ansage vom Anwalt, Ansage von der Polizei.

In der Eisdiele können wir uns auch nicht mehr sehen lassen, und alle Nachbarn wissen jetzt, dass ich der Schläger bin, der „Jesus Christus nach der Wurmkur" vor seinem Kind vermöbelt hat.

Der Ärger, der dann folgte, war unfassbar nervig und teuer: fette Anklage wegen Körperverletzung, fette Geldstrafe, saftige Anwaltsrechnung.

Ich nahm mir vor, dass so etwas nie wieder passiert. Ich versprach es sogar meiner Frau. Ich wollte ab jetzt ruhig bleiben und mich nie wieder von solchen Öko-Arschlöchern provozieren lassen.

Aber es kam anders. Der Hulk in mir brach wieder aus und wollte mit seiner Keule Leute plattmachen...

Es war Anfang 2023, in der Hoch-Zeit dieser bekloppten und kriminellen Klimakleber-Idioten. Die gingen mir schon länger gehörig auf den Sack. Ein Unding, was hier in Berlin abging. Fast täglich stand ich auf dem Weg zur Arbeit im Stau. Krankenwagen und Feuerwehren kamen nicht weiter, Leute starben, weil sie nicht rechtzeitig ins Krankenhaus gebracht werden konnten.

Und dass diese grünen Arschlöcher nicht zur Rechenschaft gezogen wurden, nervte mich noch mehr. Ich soll für eine Backpfeife tausende Euro zahlen? Die Klimafuzzis nötigen tausendfach Leute, halten Krankenwagen auf, Leute kommen ums Leben und denen passiert NICHTS???

Irgendwas lief in meinen Augen gehörig schief in dieser Stadt. Ich empfand es als Unrecht. Trotzdem nahm ich mir vor, ruhig zu bleiben und keinen von diesen Klima-Terroristen anzugreifen.

Ein Sonntag im April, meine Schwiegertochter schwanger, wir wollten sie ins Krankenhaus fahren, weil es ihr nicht gutging.

Auf halbem Weg ging nichts mehr wegen dieser beschissenen Klimaarschlöcher. Wieder solche Öko-Spinner, die ich ja, wie wir nun wissen, gehörig gefressen hatte...

Wenn das Buch an einigen Stellen zu krass oder beleidigend geschrieben ist, möchte ich mich dafür entschuldigen. Ich wollte meine damaligen Erfahrungen nur genauso rüberbringen, wie ich sie zu jener Zeit empfunden habe. Dazu gehört auch ein etwas krasser Slang, oder wie manche sagen: die Berliner Proleten-Großschnauze.

Insbesondere nach der Aktion mit dem Typen in der Eisdiele hatte ich nur noch puren Hass auf alle Ökos und grünen Spinner in mir. Die Wut kochte Anfang 2023 immer mehr in mir hoch, und ich schwor mir, dass es Kloppe gibt, sobald einem meiner Familienmitglieder wegen dieser Pissnelken etwas zustoßen sollte.

Aber zurück zur Krankenhaus-Aktion: Ich sah die Klimakleber durch die Lücke der Rettungsgasse. Ich wollte das wie immer auf meine Art regeln. Mein Sohn fuhr, ich sprang vom Beifahrersitz, lief etwa 150 Meter zwischen den Autos bis zu den Kleber-Pissnelken und trat einem von ihnen direkt ohne Vorwarnung mit einem Seitwärtstritt ins Gesicht.

Der Kollege war sofort ausgeknockt. Ich zog den Typen und einen weiteren von der Straße. Der zweite Typ fing an, sich zu wehren, daraufhin bekam er einen Tritt in die Eier. Dann war auch bei ihm Schluss mit Widerstand.

Der Verkehr lief wieder, und ich war zufrieden und hatte endlich meiner Wut Luft gemacht.

Ich rannte dann einen Kilometer weiter in Fahrtrichtung und stieg wieder in das Auto meines Sohnes. Bis heute kam wegen der Aktion nichts – noch einmal davongekommen.

Denn das wäre sicher NICHT mit einer Geldstrafe ausgegangen. Mein Sohn schimpfte mich noch stundenlang aus, weil er es nicht fassen konnte, wie aggressiv ich war.

Meine Schwiegertochter hatte richtig Angst vor mir, und ich merkte, dass ich dringend Hilfe brauchte, bevor ich noch jemanden umbringe.

Sicher spielte die Unzufriedenheit mit meinem Leben, die vielen negativen Erlebnisse in der Kindheit und in den letzten Jahren sowie das gespritzte Testosteron eine Rolle. Trotzdem ist das keine Entschuldigung für mein Verhalten.

Der irre Typ musste sich ändern, zurück zu dem liebenswerten Kerl werden, der er in den 90er Jahren war. Ich stellte mir ein paar Regeln zusammen und änderte mein Leben grundlegend.

Reagiere nie mehr sofort und impulsiv

Ich nahm mir vor, nicht mehr impulsiv zu handeln und die Augen zu schließen und tief durchzuatmen, bevor ich reagiere. Leichter gesagt als getan – der Krieger in mir sagt immer wieder: Angriff.

Ich fing zunächst damit an, dass ich zum Beispiel auf schlechte Nachrichten nicht mehr sofort reagiere, sondern erst einmal ein paar Tage darüber nachdenke und dann handle.

Wenn ich nicht weiter weiß, hole ich mir Rat von Freunden, Familie oder Leuten, die sich auskennen. Damit fahre ich seit über einem Jahr gut und verursache nicht noch mehr Chaos.

Hole dir professionelle Hilfe

Ich vereinbarte einen Termin beim Psychologen. Ich wollte die vielen Traumata aus meiner Kindheit aufarbeiten. Allerdings hatten wir keinen Draht zueinander, und ich brach die Behandlung nach der ersten Sitzung ab.

Der Psychologe war ein komischer Typ. Wir hatten irgendwie keinen Draht zueinander. Das passiert mir eher selten, ich komme eigentlich gut mit Menschen klar und bin eher extrovertiert. Vielleicht bin ich auch noch nicht bereit, einen fremden Menschen so dicht an mich ranzulassen. Ich werde das nächste Jahr noch einmal in Angriff nehmen und die Erlebnisse aus der Kindheit aufarbeiten.

Schaffe dir einen Ausgleich für deine Aggressionen

Ich trieb mehr Sport, um das Testosteron auszubrennen und die Aggressionen loszuwerden. Ich bin jetzt im Dreitages-Turnus, das hilft mir sehr, zum Beispiel an der Kickbox-Station mein Adrenalin loszuwerden.

Suche dir Wege zur Entspannung und Ruhe

Meine Frau und ich schaffen uns Rituale, die uns zusammenschweißen. Wir verbringen viel Zeit miteinander. Wir fahren zum Beispiel nach der Arbeit oft ins Strandbad bei uns um die Ecke, trinken einen Aperol, gucken aufs Wasser und entspannen.

Das hilft mir sehr, positive Gedanken zu entwickeln und mich umzupolen.

Befreie dich von Ballast und negativen Einflüssen

Ich habe meine Selbständigkeit aufgegeben, genau das, was mir so viel Ärger und Aggressionen beschert hat. Ich bin seit über einem Jahr wieder angestellt. Das war nach über 30 Jahren Selbstständigkeit ein Riesenschritt in meinem Alter. Das hat mir auch ein halbes Jahr sehr zu schaffen gemacht.

Aber ich arbeite in einer großartigen Firma mit lieben Kollegen und einer spannenden Arbeit. Rückblickend war das eine der besten Entscheidungen seit vielen Jahren. Der immense Druck des Geldverdienens und der Kundenakquise fiel von einem Moment auf den anderen von mir ab. Das wäre ohnehin in meinem Job als Webdesigner noch viel schlimmer geworden. Ich unterhalte mich oft mit ehemaligen Kollegen – alle klagen aufgrund der Wirtschaftskrise über extremen Auftragsrückgang.

Also alles richtig gemacht. Ich kann nur jedem raten, sein Leben grundlegend zu überdenken, wenn er in der gleichen Situation wie ich ist.

Klar, es gehört auch Mut dazu, aber wie ein Indianersprichwort sagt: „Wenn das Pferd tot ist, steige ab."

Höre auf mit dem Fremdgehen – Finger weg von anderen Frauen

Keine Eskapaden oder außerehelichen „Aktivitäten" mehr. Alles, was mich triggern könnte, wie zum Beispiel dickbusige, tätowierte oder rothaarige Damen auf Instagram oder alte Kontakte, die sich plötzlich melden könnten, habe ich verbannt.

Alle Bilder oder Erinnerungen an meine alten Affären habe ich vernichtet. Auch alle Telefonnummern und Insta-Kontakte.

Meine Frau hat den Handy-Pin, sie kann jederzeit an mein Handy gehen. Das war zum Beispiel auch ein echter Befreiungsschlag: hundert Prozent Vertrauen. Ich muss keine Angst mehr haben, dass sie irgendwelche komischen Sachen entdeckt, wenn sie an mein Handy geht. Denn ein richtiger Mann macht das Höschen seiner Frau nass und nicht ihre Augen.

In diesem Zusammenhang fällt mir der Film „Das perfekte Geheimnis" ein. Eine Clique sitzt beim Essen zusammen. Einer aus der Runde kommt auf die Idee, die Handys auf den Tisch zu legen und zu sehen, welche Nachrichten eintrudeln.

Klar, dass jetzt ein Haufen Geheimnisse und Seitensprünge herauskommen. Zu Zeiten der Affäre mit Isabell hätte ich solch ein Spiel nicht mitmachen können, dann wäre alles schon viel früher aufgeflogen. Damals bekam ich auch ständig Nachrichten von ihr, gewürzt mit eindeutigen Bildern ihrer Körperteile.

Heute könnte ich mein Handy ganz beruhigt auf den Tisch legen – es würde schweigen.

Sage die Wahrheit, gib selten Versprechungen

Keine Lügen mehr. Ich lüge meine Frau nicht mehr an, auch niemanden sonst. Wenn ich gefragt werde, sage ich die Wahrheit.

Das war auch ein Lernprozess, denn man muss auch lernen, mit den Konsequenzen zu leben, wenn man „Mist" gebaut hat. Auch keine Notlügen mehr oder verdrehte Wahrheiten.

Auch ein Versprechen ist jetzt ein Versprechen. Ich überlege mir nun mehrfach und genau, ob ich ein Versprechen einhalten kann. Wenn mir schon vorher klar ist, dass ich es nicht erfüllen kann, gebe ich kein Versprechen.

Dazu muss man aber auch genau kommunizieren, warum man zum Beispiel nicht gewillt ist, ein Versprechen abzugeben. Meist verstehen die Menschen es, wenn man es genau erklärt.

Dadurch hat sich mein Verhältnis zu meiner Frau, meiner Familie, Freunden und Kollegen stark verbessert. Man wird nun als verlässlicher Mann wahrgenommen, der zu seinem Wort steht. Der zweite positive Effekt: Ich muss mir nicht mehr so viel merken und was ich wann wem erzählt habe. Lügen fliegen irgendwann auf.

Wir Männer sind ohnehin doof und verplappern uns irgendwann. Wenn du nicht lügst, lebst du ruhiger. Klar, es ist manchmal schwer, wenn man Mist gebaut hat und schon vorher weiß, dass die Süße auf jeden Fall sauer sein wird. Egal – auf jeden Fall wird das Donnerwetter nicht so groß, als wenn im Nachhinein eine Lüge herauskommt.

Das gleiche Thema sind Versprechungen. Mache keine Versprechungen, bei denen du vorher weißt, dass du sie unmöglich einhalten kannst. Auch nicht, weil du jemandem gefallen willst oder wegen „guter Stimmung". Solltest du dein gegebenes Versprechen nicht einhalten können, egal aus welchem Grund, selbst wenn du es nicht böse gemeint hast, wirst du dann als unzuverlässiger Lügner wahrgenommen. Willst du das? Nein, kein Mann will das.

Ein einfacher Mechanismus: Frage dich vorher, ob es möglich ist und ob du überhaupt Lust hast, ein Versprechen oder eine Verpflichtung einzugehen. Ich sehe ein Versprechen wie einen Kreditvertrag. Da fragst du dich doch auch vorher, ob du dir die Raten überhaupt leisten kannst. Du machst Vergleiche, holst dir Angebote und triffst erst dann eine Entscheidung. Also behandle ein Versprechen ebenso.

__Wenn das Buch an einigen Stellen zu krass oder beleidigend geschrieben ist, möchte ich mich dafür entschuldigen. Ich wollte meine damaligen Erfahrungen nur genauso rüberbringen, wie ich sie zu jener Zeit empfunden habe. Dazu gehört auch ein etwas krasser Slang, oder wie manche sagen: die Berliner Proleten-Großschnauze.__

Von den sogenannten „Alphatieren" unter uns Männern

Hahaha, ich muss immer lachen, wenn ich so etwas höre: „Der und der ist ein Alphatier." Meist werden dann tätowierte Sport-Typen oder vermeintlich erfolgreiche Geschäftsmänner als Alphatiere präsentiert. Hahaha, Micky Mäuse. Bei näherem Hinsehen entpuppen sich diese vermeintlichen Alphatiere oft als Versager. Sie wohnen noch bei Mutti, bekommen nichts auf die Kette, leben auf Pump und sind Blender oder sind psychologisch „auffällig" oder einfach nur Heulsusen. Die meisten von diesen Typen haben nur eine große Fresse. Viele auffällige Tattoos, besonders im Gesicht, sind oft nur eine Verkleidung, hinter der solche Typen etwas verbergen wollen. Bei näherem Hinsehen zeigt sich, dass es meist eine miese Kindheit und ein Lebensweg voller Probleme war, der sie zu dem gemacht hat, was sie heute sind.

Gerade Bodybuilder sind ein gutes Beispiel dafür. Viele von ihnen waren als Kinder Mobbingopfer, weil sie entweder zu schmächtig waren oder nicht der „Norm" entsprachen. Der Körperkult, den sie betreiben, ist oft eine Reaktion auf diese Erlebnisse – eine Art Schutzschild gegen die Schwächen, die sie in ihrer Vergangenheit erlebt haben. Doch ein muskulöser Körper allein macht noch lange kein Alphatier.

Wahre Führer sind Typen, die es schaffen, sich selbst zu disziplinieren und zu führen. Wenn ich selbst mein Leben nicht auf die Kette bekomme und weder Disziplin noch Selbstreflexion betreibe, kann ich auch niemanden anders führen. Ein echtes Alphatier zeigt sich nicht durch aufgeblasene Muskeln oder das Zurschaustellen von Statussymbolen, sondern durch die Fähigkeit, Verantwortung zu übernehmen – für sich selbst und für andere.

Setzen wir ein sogenanntes Alphatier einmal mit einem Krieger gleich. Das Krieger- und Jagd-Gen steckt so ziemlich in jedem Mann. Bei einigen Männern ist es etwas ausgeprägter, bei anderen weniger. Doch ein echter Krieger zeichnet sich nicht durch rohen Muskelkraft oder Aggressivität aus, sondern durch Intelligenz, Strategie und die Fähigkeit, in schwierigen Situationen ruhig und besonnen zu bleiben.

Ein weiteres Merkmal echter Führungsqualität ist die Fähigkeit zur Selbstreflexion und das Bewusstsein über die eigenen Schwächen. Ein wahrer Anführer versteht, dass Stärke nicht bedeutet, keine Fehler zu machen, sondern aus diesen zu lernen und daran zu wachsen. Wer wirklich ein Alphatier ist, der braucht keine Tattoos oder Muskeln, um seine Stärke zu demonstrieren – seine Handlungen sprechen für sich.

Also hört mir auf mit dem Gerede von Alphatieren, ich kann es nicht mehr hören. Wahre Stärke liegt in der Selbstbeherrschung, der Fähigkeit, sich selbst zu führen, und dem Mut, Verantwortung zu übernehmen – nicht in oberflächlichen Äußerlichkeiten.

Thema: Haarausfall beim Mann

Ich bin glücklicherweise noch mit vollem Haar gesegnet und habe mit meinen 57 Jahren nicht ein einziges graues Haar. Mein Großvater und mein Vater hatten auch bis ins hohe Alter volles Haar und nur wenige graue. Deshalb muss ich mich glücklicherweise nicht mit einer Glatze herumschlagen und werde oft viel jünger eingeschätzt, als ich bin. Hinzu kommt sicher auch, dass ich viel Sport treibe, nicht rauche und selten Alkohol zu mir nehme. Der erbliche Anteil ist jedoch, denke ich, der entscheidende Faktor.

Ich bin Vater von vier Söhnen von zwei unterschiedlichen Frauen. Mein zweitältester Sohn ist 27 Jahre alt und hat bereits viele graue Haare.

Haarausfall ist ein häufiges Problem, das viele Männer im Laufe ihres Lebens betrifft. Es kann sowohl psychisch belastend als auch ein Zeichen für zugrunde liegende Gesundheitsprobleme sein. Dieser Artikel beleuchtet die Hauptursachen des Haarausfalls bei Männern und beschreibt effektive Maßnahmen, um dagegen vorzugehen.

Ursachen des Haarausfalls
Androgenetische Alopezie (erblich bedingter Haarausfall): Die häufigste Ursache für Haarausfall bei Männern ist die androgenetische Alopezie, auch als männliche Kahlköpfigkeit bekannt. Sie ist genetisch bedingt und wird durch die Wirkung von **Dihydrotestosteron (DHT)**, einem Abbauprodukt von Testosteron, verursacht.

DHT führt dazu, dass die **Haarfollikel schrumpfen** und die Haare immer dünner werden, bis sie schließlich ausfallen.

Hormonelle Veränderungen: Hormonelle Schwankungen, insbesondere ein Ungleichgewicht von Testosteron und seinen Derivaten, können ebenfalls Haarausfall verursachen. Diese Veränderungen treten häufig im Zusammenhang mit dem Alterungsprozess auf.

Stress und psychische Belastung: Hoher Stress und emotionale Belastungen können zu einem Zustand namens Telogenes Effluvium führen, bei dem eine große Anzahl von Haaren gleichzeitig in die Ruhephase übergeht und ausfällt.

Ernährungsdefizite: Mangel an essenziellen Nährstoffen wie Eisen, Zink, Vitamin D und Proteinen kann Haarausfall fördern. Eine unausgewogene Ernährung beeinträchtigt die Gesundheit der Haarfollikel.

Krankheiten und Medikamente: Bestimmte Krankheiten wie Schilddrüsenstörungen, Diabetes und Autoimmunerkrankungen sowie Medikamente (z.B. Chemotherapie) können Haarausfall auslösen.

Lebensstil und Umweltfaktoren: Rauchen, übermäßiger Alkoholkonsum und Umweltverschmutzung können die Gesundheit der Haare negativ beeinflussen.

Maßnahmen gegen Haarausfall
Medikamentöse Behandlung:

- **Minoxidil:** Ein topisches Medikament, das direkt auf die Kopfhaut aufgetragen wird und den Haarwuchs stimulieren kann. Es ist rezeptfrei erhältlich und wird oft als erste Behandlungsoption verwendet.

- **Finasterid:** Ein verschreibungspflichtiges Medikament, das die Umwandlung von Testosteron in DHT blockiert. Es kann den Haarausfall verlangsamen und teilweise umkehren.

Haartransplantation: Eine chirurgische Methode, bei der Haarfollikel von dicht bewachsenen Bereichen (oft vom Hinterkopf) in kahle oder dünn behaarte Bereiche transplantiert werden. Moderne Techniken wie die FUE (Follicular Unit Extraction) bieten natürliche Ergebnisse mit minimalen Narben.

Ich sehe oft Männer, die sich einer Haartransplantation unterzogen haben, besonders im Türkeiurlaub. Zumeist sind sie an einem turbanartigen Kopfverband zu erkennen. In Istanbul befinden sich die größten Kliniken, die sich auf FUE spezialisiert haben. Auf dem Flughafen von Istanbul ist dazu bereits viel Werbung zu sehen.

Letztes Jahr kam ich auf dem Flughafen Istanbul mit einem jungen Mann aus Köln ins Gespräch. Der junge Mann sagte, er sei 35 Jahre alt und habe sich bei Elithair behandeln lassen.

Er erzählte, dass ihm 5.000 Follikel aus dem Hinterkopfbereich entnommen und drei Tage später wieder eingepflanzt wurden. Die Follikel werden wohl in einer Nährlösung angezüchtet. Das gesamte Prozedere dauert wohl sieben Tage, und er hat rund 3.000 Euro bezahlt. Wenn ich mich richtig erinnere, kostet die Entnahme und Verpflanzung eines Follikels 1,70 Euro.

Lasertherapie: Niedrig dosierte Lasertherapie (LLLT) kann die Durchblutung der Kopfhaut verbessern und den Haarwuchs fördern. Diese Methode ist nicht-invasiv und kann sowohl zu Hause als auch in spezialisierten Kliniken durchgeführt werden.

Änderungen im Lebensstil:
- **Ernährung:** Eine ausgewogene Ernährung, reich an Vitaminen und Mineralstoffen, unterstützt die Gesundheit der Haarfollikel. Lebensmittel wie grünes Blattgemüse, Nüsse, Fisch und Eier sind besonders vorteilhaft.
- **Stressmanagement:** Techniken wie Yoga, Meditation und regelmäßige Bewegung können helfen, Stress abzubauen und so stressbedingtem Haarausfall vorzubeugen.

Pflegeprodukte:
- **Shampoos und Conditioner:** Spezielle Produkte, die Inhaltsstoffe wie Biotin, Koffein und Ketoconazol enthalten, können die Kopfhautgesundheit verbessern und den Haarausfall verlangsamen.
- **Haaröle und Seren:** Produkte mit natürlichen Ölen wie Rosmarinöl, Pfefferminzöl und Rizinusöl können die Durchblutung der Kopfhaut fördern und den Haarwuchs unterstützen.

Fazit

Haarausfall bei Männern ist ein weit verbreitetes Problem mit verschiedenen Ursachen. Glücklicherweise gibt es zahlreiche Maßnahmen, um den Haarausfall zu bekämpfen und das Haarwachstum zu fördern. Eine Kombination aus medizinischen Behandlungen, Änderungen des Lebensstils und der richtigen Pflege kann oft die besten Ergebnisse erzielen. Es ist ratsam, bei anhaltendem oder starkem Haarausfall einen Dermatologen oder Trichologen zu konsultieren, um eine individuelle Diagnose und Behandlung zu erhalten.

Freunde und Freundschaften

Wie bei vielen Ego-Typen war es auch bei mir so, dass ich nie wirklich tiefe Freundschaften hatte. Echte Freundschaften muss man pflegen, sich auf andere Menschen einlassen und auch etwas zurückgeben. Das war mir immer zu viel. Ich wollte nicht, dass ich anderen Leuten oder sie mir etwas schuldig blieben. Hinzu kam, dass ich schon immer gern allein war und mir selbst nie zu viel wurde. Ich konnte mich immer gut mit mir selbst beschäftigen.

Ich passe auch schlecht in das Bild des „normalen" Typen, da ich mich nullkommanull für Fußball oder Formel 1 interessiere. Dadurch eckt man bei anderen Leuten schnell an. Meine Frau fand das immer gut. Sie meinte immer, mit so einem Fußball-Heini, der ständig zu Spielen geht oder in die Kneipe rennt, könnte sie nichts anfangen.

Solch eine Einstellung bedeutet jedoch auch, dass man niemanden hat, der einem auch mal klar sagt, dass man auf dem Holzweg ist. Man müsste sich ständig selbst hinterfragen – aber wer macht das schon?

Ich hatte eher lose Bekanntschaften, zum Beispiel Kumpels, mit denen ich zum Paintball, Jagen oder Wakeboarden fahre. Ich freue mich immer, wenn ich sie sehe und Zeit mit ihnen verbringen kann. Aber ich bin auch nicht traurig, wenn wir uns einige Zeit nicht sehen oder hören.

Richtige Freundschaften haben sich eigentlich erst jetzt nach meiner „Umpolung" entwickelt. Einen großen Anteil daran hat meine Frau und meine neue Einstellung. Ich wirke wohl auf andere Menschen nicht mehr wie ein getriebener, unruhiger Geist.

Ich kann mich jetzt endlich einmal fallen lassen und entspannt mit Freunden ein Bierchen trinken. Im Kopf bin ich freier und ruhiger.

Vor zwei Jahren waren meine Wertigkeiten und Prioritäten völlig anders als jetzt. Früher standen Erfolg, Unabhängigkeit und mein eigenes Vergnügen im Vordergrund. Heute hat sich meine Sichtweise geändert, und ich habe erkannt, wie wichtig echte zwischenmenschliche Beziehungen sind. Nun gibt es für mich nur noch Familie, Freunde, Arbeit und Hobbys – genau in dieser Reihenfolge.

Diese Veränderung hat mir gezeigt, dass echte Freundschaften nicht nur etwas geben, sondern auch viel zurückbringen. Sie bieten Halt und eine Perspektive, die man allein oft nicht findet. Durch meine neuen Freundschaften habe ich gelernt, dass es nicht nur um das Nehmen, sondern auch um das Geben geht – und dass darin oft der wahre Wert einer Freundschaft liegt.

Inzwischen genieße ich die Zeit mit meinen Freunden auf eine Weise, die ich früher nicht kannte. Es geht nicht mehr nur um gemeinsame Aktivitäten oder Ablenkung, sondern um echte Gespräche, gemeinsames Lachen und das Gefühl, in guten wie in schlechten Zeiten füreinander da zu sein. Das hat mein Leben bereichert und mir eine neue, tiefere Zufriedenheit gebracht.

Die Macht der männlichen Hormone: Eine tiefgreifende Betrachtung ihrer Wirkung

In der Welt der Biologie spielen Hormone eine entscheidende Rolle bei der Regulation verschiedener Körperfunktionen. Unter diesen Hormonen sind diejenigen, die spezifisch männliche Merkmale und Funktionen beeinflussen, von besonderem Interesse. Die männlichen Hormone, hauptsächlich Testosteron, aber auch andere wie DihydroTestosteron (DHT) und Androstendion, sind verantwortlich für eine Vielzahl von körperlichen und physiologischen Veränderungen im männlichen Körper.

Die Hauptakteure: Testosteron und DihydroTestosteron (DHT)

Testosteron ist das bekannteste männliche Hormon und wird hauptsächlich in den Hoden produziert, obwohl auch die Nebennierenrinden eine kleine Menge produzieren. Es spielt eine entscheidende Rolle bei der Entwicklung und Aufrechterhaltung männlicher Merkmale wie Bartwuchs, tiefe Stimme, Muskelmasse und Knochenstärke. Darüber hinaus beeinflusst Testosteron auch die Libido, die Produktion von Spermien und die allgemeine Stimmung.

DHT, ein Metabolit von Testosteron, entsteht durch die Umwandlung von Testosteron durch das Enzym 5α-Reduktase. Obwohl DHT weniger aktiv ist als Testosteron, spielt es eine Schlüsselrolle bei der Entwicklung männlicher Merkmale wie Haarausfall, insbesondere im Muster der männlichen Kahlheit.

Wirkung auf den Körper

Sexuelle Entwicklung und Fortpflanzung: Männliche Hormone sind während der pränatalen Entwicklung entscheidend für die Differenzierung der primären und sekundären Geschlechtsmerkmale. Sie stimulieren die Entwicklung der Hoden und Nebenhoden und fördern die Produktion von Spermien. Während der Pubertät fördern sie das Wachstum von Penis und Hoden, die Entwicklung von Gesichts- und Körperbehaarung sowie die Vertiefung der Stimme.

Muskel- und Knochenmasse: Testosteron ist ein leistungsstarkes Anabolikum, das das Muskelwachstum fördert, indem es die Proteinsynthese stimuliert. Es erhöht auch die Knochendichte, was wichtig ist, um Osteoporose im späteren Leben zu verhindern.

Stoffwechsel: Männliche Hormone beeinflussen den Stoffwechsel, indem sie den Fettstoffwechsel regulieren. Sie können den Körper dazu anregen, Fett zu verbrennen und die Muskelmasse zu erhalten, was zu einem niedrigeren Körperfettanteil führt.

Psychische Gesundheit: Testosteron hat auch Auswirkungen auf die psychische Gesundheit. Niedrige Testosteronspiegel wurden mit Depressionen, vermindertem Antrieb und Konzentrationsschwierigkeiten in Verbindung gebracht.

Störungen im Hormonhaushalt

Ein Ungleichgewicht männlicher Hormone kann zu verschiedenen Gesundheitsproblemen führen:

Hypogonadismus: Ein Zustand, bei dem der Körper nicht genügend Testosteron produziert, was zu einer verminderten Libido, geringer Energie, Müdigkeit und einer verminderten Muskel- und Knochenmasse führen kann.

Hypergonadismus: Dies bezieht sich auf einen übermäßigen Testosteronspiegel im Blut, der zu Aggressivität, Akne, vergrößerter Prostata und sogar zu Unfruchtbarkeit führen kann.

Andere Störungen: Dazu gehören beispielsweise das Polyzystische Ovarialsyndrom (PCOS) bei Frauen, das mit einem erhöhten Testosteronspiegel verbunden sein kann, und bestimmte Tumoren, die zu einer übermäßigen Produktion von männlichen Hormonen führen können.

Decabolin und Steroide: Finger weg von dem Teufelszeug

Decabolin, auch bekannt als Nandrolon Decanoat, ist ein synthetisches Anabolikum, das häufig von Bodybuildern und Sportlern verwendet wird, um Muskelmasse aufzubauen und die Leistung zu steigern. Es gehört zur Klasse der anabolen Steroide, die künstlich hergestellte Varianten des männlichen Sexualhormons Testosteron sind. Während einige Menschen ihre Verwendung zur Verbesserung der sportlichen Leistung befürworten, gibt es erhebliche Risiken und potenzielle Nebenwirkungen, insbesondere wenn sie missbräuchlich oder ohne ärztliche Aufsicht eingenommen werden. Fakts ist das man innerhalb kurzer Zeit extrem an Masse zulegt. Bei mir waren es 30 Kilogramm innerhalb von sechs Wochen. Allerdings habe ich alles in mich reingestopft und ständig gegessen und war fast jedem Tag im Gym.

Wirkmechanismus von Decabolin und anderen Steroiden

Decabolin und andere anabole Steroide wirken, indem sie an Androgenrezeptoren im Körper binden und die Proteinsynthese sowie die Stickstoffretention erhöhen. Dies führt zu einer Beschleunigung des Muskelaufbaus und einer Verbesserung der Regeneration nach dem Training. Darüber hinaus können Steroide auch den Stoffwechsel anregen und die Fettverbrennung erhöhen, was zu einem verbesserten Körperbau führt.

Wirkungen auf den männlichen Körper

Muskelmasse und Kraft: Einer der Hauptgründe für die Verwendung von Decabolin und anderen Steroiden ist die Erhöhung der Muskelmasse und Kraft. Indem sie die Proteinsynthese erhöhen, helfen sie dabei, Muskeln schneller aufzubauen und die Leistungsfähigkeit zu steigern.

Verbesserte Erholung: Steroide können die Erholungszeit nach dem Training verkürzen, indem sie die Regeneration von Muskelgewebe beschleunigen. Dies ermöglicht es Sportlern, intensivere Trainingsprogramme durchzuführen und sich schneller von Verletzungen zu erholen.

Stoffwechselanregung: Anabole Steroide können den Stoffwechsel beschleunigen, was zu einer erhöhten Fettverbrennung und einem verbesserten Körperbau führt. Dies kann insbesondere für Bodybuilder von Vorteil sein, die einen niedrigen Körperfettanteil anstreben.

Risiken und Nebenwirkungen
Trotz ihrer potenziellen Vorteile bergen Decabolin und andere Steroide erhebliche Risiken für die Gesundheit, insbesondere wenn sie missbräuchlich oder ohne ärztliche Aufsicht verwendet werden. Zu den möglichen Nebenwirkungen gehören:

Herz-Kreislauf-Erkrankungen: Die Verwendung von Steroiden kann zu einer Erhöhung des Blutdrucks, erhöhten Cholesterinwerten und einem erhöhten Risiko für Herzinfarkte und Schlaganfälle führen. Davon kann ich ein Lied singen. Seit 5 Jahren, nach mehrmaliger Verwendung von Deca, muss ich nun Blutdrucktabletten einnehmen.

Erhöhte Anfälligkeit für Infektionen. Ich habe für mich festgestellt das ich auf jeden Fall viel öfter mit Erkältungen zu tun hatte. Wahrscheinlich auch weil ich zu oft im Gym war. McFit ist nicht gerade als sauber zu bezeichnen, dort holt man sich schnell etwas weg. Jedenfalls trifft es auf mein Gym in Berlin Lichterfelde zu.

Hormonelle Ungleichgewichte: Die Einnahme von Steroiden kann den natürlichen Hormonhaushalt stören und zu Problemen wie Gynäkomastie (vergrößerte Brustdrüsen bei Männern), Hodenatrophie (Schrumpfung der Hoden) und Impotenz führen.

Psychische Auswirkungen: Steroide können zu Stimmungsschwankungen, Aggressivität, Depressionen und psychotischen Symptomen führen, die als "Roid-Wut" bekannt sind. Genau diese Symptome hatte ich im vorangegangenen Abschnitt ausführlich beschrieben.

Leberschäden: Die orale Einnahme von Steroiden kann die Leber belasten und zu Leberschäden führen, einschließlich Leberentzündung und Lebertumoren.

Infektionen an der Einstichstelle. Sobald man nicht ordentliches Spritzenmaterial verwendet, oder unzureichend desinfiziert ist die Gefahr einer Infektion an der Einstichstelle vorprogrammiert und sehr unangenehm. Oft hilft dann nur ein Antibiotikum.

Hässliche Aknepickel. Genau daran erkennt ihr im Gym Typen die Anabolika stoffen. Fette Aknepickel auf dem Rücken, dem Kopf und im Bereich des Trizepses.

Ich hatte welche auf der Kopfhaut und am Rücken. Für mich ungewöhnlich ich habe Haut völlig ohne Pickel und ganz glatt. Das fanden die Frauen immer toll, meine glatte gepflegte Haut.

Das lag daran das ich als Kind Neurodermitis hatte und meine Haut immer besonders pflegen musste. Deshalb sehe ich mit 57 noch aus wie 45 Jahre. Also waren Pickel für mich auch sehr ungewöhnlich. Nach dem Absetzen der Steroide, verschwanden die Pickel wieder von selbst.

Fazit

Decabolin und andere anabole Steroide können vorübergehende Vorteile beim Muskelaufbau und der Leistungssteigerung bieten, aber die potenziellen Risiken für die Gesundheit sind erheblich. Die Verwendung von Steroiden sollte immer unter ärztlicher Aufsicht erfolgen und streng kontrolliert werden, um das Risiko von Nebenwirkungen zu minimieren.

Es ist auch wichtig zu erkennen, dass langfristige Gesundheitsprobleme durch den Missbrauch von Steroiden entstehen können, die schwerwiegend und möglicherweise irreversibel sein können.

Eine gesunde Ernährung, regelmäßige Bewegung und ein ausgewogener Lebensstil sind nachhaltigere Wege, um Fitnessziele zu erreichen und die Gesundheit zu fördern.

Fakt ist aber, wer in kürzester Zeit richtig Muskeln aufbauen will, kommt an Testosteron-Präparaten nicht vorbei. Die Frage ist, ob die Nebenwirkungen und eine kürzere Lebenserwartung, sowie die bessere Wirkung auf Frauen die Nachteile wett machen. Diese Frage muss sich jeder für sich selbst beantworten.

Vitamine und Ernährung

Natürliche Nahrungsmittel liefern nicht nur die Energie, die wir brauchen, sondern auch die Vitamine und Nährstoffe, die unser Körper benötigt, um optimal zu funktionieren. Vitamine spielen eine entscheidende Rolle bei zahlreichen biochemischen Prozessen, von der Energieproduktion bis hin zur Zellregeneration. Darüber hinaus können sie auch das Immunsystem stärken, die Hautgesundheit verbessern und sogar die Stimmung beeinflussen.

Eines der wichtigsten Vitamine ist Vitamin C, das für das Immunsystem unerlässlich ist. Es ist ein starkes Antioxidans, das freie Radikale bekämpft und die Zellen vor Schäden schützt. Vitamin C kommt hauptsächlich in frischen Früchten wie Orangen, Zitronen, Kiwis und Papayas vor, aber auch in Gemüsesorten wie Brokkoli, Paprika und Grünkohl.

Vitamin D ist ein weiteres essenzielles Vitamin, das oft als das "Sonnenvitamin" bezeichnet wird, da der Körper es durch Sonneneinstrahlung auf die Haut produziert. Es spielt eine wichtige Rolle bei der Aufrechterhaltung der Knochengesundheit, der Regulation des

Calciumstoffwechsels und der Stärkung des Immunsystems. Lebensmittel wie fetter Fisch, Eier und angereicherte Lebensmittel sind gute Quellen für Vitamin D.

B-Vitamine, einschließlich B1, B2, B3, B5, B6, B7, B9 und B12, sind für eine Vielzahl von Funktionen im Körper entscheidend, einschließlich des Energiestoffwechsels, der Zellteilung und der Neurotransmitterproduktion. Sie kommen in einer Vielzahl von Lebensmitteln vor, darunter Fleisch, Fisch, Eier, Milchprodukte, Vollkornprodukte, Hülsenfrüchte und grünes Blattgemüse.

Neben Vitaminen ist auch Melatonin ein interessantes Molekül, das in Bezug auf Ernährung und Gesundheit oft diskutiert wird. Melatonin ist ein Hormon, das in der Zirbeldrüse des Gehirns produziert wird und eine Schlüsselrolle bei der Regulierung des Schlaf-Wach-Zyklus spielt. Es wird oft als Nahrungsergänzungsmittel eingenommen, um Schlafstörungen zu behandeln oder den Jetlag zu bekämpfen. Darüber hinaus wird Melatonin auch für seine antioxidativen Eigenschaften geschätzt und es gibt Hinweise darauf, dass es das Immunsystem unterstützen und die Gesundheit des Gehirns fördern kann.

Es ist wichtig zu beachten, dass eine ausgewogene Ernährung, die reich an verschiedenen Nährstoffen ist, die beste Quelle für Vitamine und Mineralstoffe ist. Während Nahrungsergänzungsmittel in einigen Fällen hilfreich sein können, sollten sie nicht als Ersatz für eine gesunde Ernährung betrachtet werden. Eine vielfältige und ausgewogene Ernährung, die reich an frischem Obst, Gemüse, Vollkornprodukten, magerem Protein und gesunden Fetten ist, liefert die Nährstoffe, die unser Körper braucht, um optimal zu funktionieren und gesund zu bleiben.

Ein ausgewogener Ernährungsplan ist für Menschen jeden Alters und Lebensstils wichtig, insbesondere für einen über 50-jährigen Mann, der einen Bürojob hat und möglicherweise einen sitzenden Lebensstil führt. Hier ist ein Beispiel für einen sinnvollen Ernährungsplan:

Frühstück:

Haferflocken mit frischem Obst (z. B. Bananen, Beeren) und einem Löffel Leinsamen oder Chiasamen für Ballaststoffe und Omega-3-Fettsäuren.

Ein Glas fettarme Milch oder Mandelmilch für Kalzium und Vitamin D.

Eine Handvoll ungesalzene Nüsse (z. B. Mandeln, Walnüsse) für gesunde Fette und Proteine.

Mittagessen:

Gegrilltes Hühnchen oder Lachs mit einer Portion Quinoa oder Vollkornreis und gedünstetem Gemüse (z. B. Brokkoli, Karotten, Spinat) für Protein, Ballaststoffe und Vitamine.

Ein gemischter grüner Salat mit Tomaten, Gurken und einer leichten Vinaigrette als Beilage für zusätzliche Nährstoffe und Ballaststoffe.

Snack (zwischen den Mahlzeiten):

Griechischer Joghurt mit Honig und einer Handvoll Beeren für Protein, Probiotika und Antioxidantien.

Gemüsesticks (z. B. Karotten, Paprika, Sellerie) mit Hummus oder Guacamole als gesunde und nahrhafte Zwischenmahlzeit.

Abendessen:

Gebackenes oder gegrilltes Gemüse (z. B. Zucchini, Aubergine, Pilze) mit einer kleinen Portion Vollkornnudeln oder -kartoffeln für Ballaststoffe und komplexe Kohlenhydrate.

Ein Stück mageres Fleisch (z. B. Hähnchenbrust, Putenfilet) oder Fisch (z. B. Lachs, Forelle) als Proteinquelle.

Ein Glas Wasser oder Kräutertee zur Hydratation und zur Förderung der Verdauung.

Vor dem Schlafengehen (optional):

Eine Tasse fettarmer Joghurt oder ein Glas Mandelmilch für eine leichte, proteinreiche Mahlzeit, die den Blutzuckerspiegel stabilisiert und den Schlaf fördert.

Es ist wichtig, auf eine ausreichende Flüssigkeitszufuhr zu achten, daher sollte der Mann den ganzen Tag über regelmäßig Wasser trinken (empfohlen sind 3 Liter). Darüber hinaus kann er seine Mahlzeiten nach Bedarf anpassen und sich an seine individuellen Vorlieben und Ernährungsbedürfnisse anpassen, um eine optimale Gesundheit und Wohlbefinden zu gewährleisten.

Bioidentische Hormone

Bioidentische Hormone haben in den letzten Jahren viel Aufmerksamkeit auf sich gezogen, insbesondere als Alternative zu herkömmlichen Hormonersatztherapien. Diese Hormone werden oft als natürliche Option betrachtet, da ihre molekulare Struktur derjenigen entspricht, die der Körper selbst produziert. In diesem Artikel werden wir uns eingehend mit bioidentischen Hormonen befassen, ihre Bedeutung für die Hormontherapie diskutieren und potenzielle Vor- und Nachteile erörtern.

Was sind bioidentische Hormone?
Bioidentische Hormone sind Hormone, deren chemische Struktur derjenigen der Hormone entspricht, die der menschliche Körper auf natürliche Weise produziert. Im Gegensatz dazu werden synthetische Hormone hergestellt, indem chemische Verbindungen hergestellt werden, die ähnliche, aber nicht identische Strukturen wie natürliche Hormone aufweisen. Bioidentische Hormone werden oft aus Pflanzenextrakten wie Wild-Yams oder Soja gewonnen und dann in Labors zu Hormonpräparaten umgewandelt.

Verwendung von bioidentischen Hormonen
Bioidentische Hormone werden häufig zur Hormonersatztherapie (HRT) eingesetzt, insbesondere bei Frauen während der

Wechseljahre oder bei Männern mit niedrigem Testosteronspiegel. Bei Frauen können bioidentische Östrogene, Progesteron und Testosteron eingesetzt werden, um Symptome wie Hitzewallungen, Schlafstörungen, vaginale Trockenheit und Stimmungsschwankungen zu lindern. Bei Männern kann Testosteronersatztherapie mit bioidentischem Testosteron verwendet werden, um Symptome wie reduzierte Libido, Müdigkeit und Muskelschwäche zu behandeln.

Vor- und Nachteile von bioidentischen Hormonen

Bioidentische Hormone werden oft als sicherere Alternative zu synthetischen Hormonen angesehen, da ihre molekulare Struktur dem natürlichen Hormon ähnelt. Befürworter argumentieren, dass bioidentische Hormone besser vom Körper akzeptiert und metabolisiert werden, was zu einer geringeren Wahrscheinlichkeit von Nebenwirkungen führt. Darüber hinaus kann die Individualisierung der Hormontherapie durch bioidentische Hormone dazu beitragen, den Hormonspiegel eines Individuums genauer zu steuern und anzupassen.

Auf der anderen Seite gibt es auch Bedenken hinsichtlich der Sicherheit und Wirksamkeit von bioidentischen Hormonen. Einige Studien haben gezeigt, dass bioidentische Hormone ähnliche Risiken wie synthetische Hormone haben können, insbesondere in Bezug auf das Risiko von Brustkrebs und Herz-Kreislauf-Erkrankungen bei Frauen. Darüber hinaus können bioidentische Hormone teurer sein als synthetische Hormone und sind möglicherweise nicht von allen Versicherungen abgedeckt.

Fazit

Bioidentische Hormone bieten eine vielversprechende Alternative zu synthetischen Hormonen für die Hormonersatztherapie. Ihre molekulare Ähnlichkeit mit natürlichen Hormonen kann dazu beitragen, die Effizienz und Verträglichkeit der Therapie zu verbessern. Allerdings ist es wichtig, mit einem qualifizierten Arzt zusammenzuarbeiten, um die richtige Dosierung und Anwendung zu bestimmen, und potenzielle Risiken und Vorteile sorgfältig abzuwägen. Weitere Forschung ist erforderlich, um die langfristigen Auswirkungen von bioidentischen Hormonen besser zu verstehen und ihre Sicherheit und Wirksamkeit zu bestätigen.

Dr. Steiger kommt, Glück auf

Meine Güte, hatte ich Bammel vor dem Urologen. Meine Frau ging mir ständig auf den Nerv, dass ich endlich einen Termin machen soll. Doof, wie ich war, wollte ich mir von einem anderen Mann nicht im Allerwertesten herumfummeln lassen. Das Fatale daran ist, dass dadurch eventuelle Erkrankungen unentdeckt bleiben können.

Irgendwann, kurz vor Covid, hatte sie dann selbst die Initiative ergriffen und Termine beim Urologen und beim Internisten für mich gemacht. Sie machte sich einfach Sorgen um meine Gesundheit. Zum Glück wurden bei beiden Untersuchungen keine Auffälligkeiten gefunden.

Das Großartige an diesen Terminen war jedoch, dass ich endlich die Gelegenheit hatte, mit meinem Arzt über verschiedene Probleme zu sprechen, die mich schon länger beschäftigten. Ich konnte offen über Themen sprechen, die mir unangenehm waren und die ich vorher immer vor mir hergeschoben hatte.

Im Nachhinein hätte ich das viel früher machen sollen. Es war befreiend, jemanden zu haben, der nicht nur professionell, sondern auch verständnisvoll war und mir half, meine gesundheitlichen Bedenken ernst zu nehmen. Diese Gespräche haben mir nicht nur die Angst vor den Untersuchungen genommen, sondern mir auch gezeigt, wie wichtig es ist, regelmäßig Vorsorgeuntersuchungen wahrzunehmen und offen über gesundheitliche Probleme zu sprechen.

Ich habe gelernt, dass es keinen Sinn macht, gesundheitliche Bedenken zu ignorieren oder aus falscher Scham herauszuzögern. Es geht nicht nur um die körperliche Gesundheit, sondern auch darum, den eigenen Geist zu entlasten und ein Gefühl der Sicherheit zu gewinnen.

Heute sehe ich es als einen wichtigen Schritt an, den ich für mich und meine Familie getan habe, und ich ermutige auch andere Männer, ihre Ängste zu überwinden und Verantwortung für ihre Gesundheit zu übernehmen.

Warum Männer auf Prostata- und Darmkrebsvorsorge achten sollten?

Gesundheit ist ein kostbares Gut, das oft vernachlässigt wird, besonders von Männern. Wir neigen dazu, uns um andere zu kümmern, bevor wir an uns selbst denken. Doch jetzt ist es an der Zeit, das zu ändern. Als Männer müssen wir Verantwortung für unsere Gesundheit übernehmen, und ein wichtiger Schritt dabei sind regelmäßige Vorsorgeuntersuchungen, insbesondere für Prostata- und Darmkrebs.

Warum sind diese Untersuchungen wichtig?
Prostata- und Darmkrebs sind zwei der häufigsten Krebsarten bei Männern. Obwohl sie oft im Alter auftreten, können sie Männer jeden Alters betreffen. Das Tückische an diesen Krebsarten ist, dass sie in den frühen Stadien oft keine Symptome verursachen. Das bedeutet, dass sie sich unbemerkt entwickeln können, bis sie fortgeschritten sind und schwerer zu behandeln sind.

Die Rolle der Vorsorgeuntersuchungen
Die gute Nachricht ist, dass sowohl Prostata- als auch Darmkrebs frühzeitig erkannt werden können, wenn Männer regelmäßig Vorsorgeuntersuchungen durchführen lassen. Für Prostatakrebs umfasst dies in der Regel eine digitale rektale Untersuchung (DRU) und einen Prostata-spezifischen Antigen (PSA) Test. Diese Tests sind schnell, einfach und können Leben retten, indem sie potenzielle Anzeichen von Krebs aufdecken, noch bevor Symptome auftreten.

Für Darmkrebs ist die Koloskopie der Goldstandard für die Vorsorgeuntersuchung. Auch wenn sich viele Männer vielleicht vor diesem Test scheuen, ist es wichtig zu verstehen, dass er schmerzlos ist und potenziell lebensrettend sein kann. Durch die Entfernung von Polypen während der Koloskopie können Ärzte das Risiko von Darmkrebs erheblich reduzieren.

Warum zögern Männer, sich untersuchen zu lassen?
Viele Männer zögern, sich untersuchen zu lassen, aus Angst vor dem Unbekannten oder aus Schamgefühl. Doch wir dürfen unsere Gesundheit nicht vernachlässigen aus Angst vor Unbehagen oder Peinlichkeit. Die Wahrheit ist, dass eine kurze Unannehmlichkeit während der Untersuchung ein kleiner Preis ist, den wir für unsere Gesundheit bezahlen müssen.

Interview mit meinem Urologen

Interviewer: Dr. Heitkamp, vielen Dank, dass Sie sich die Zeit genommen haben, um mit uns über die Wechseljahre beim Mann zu sprechen. Können Sie uns zunächst erklären, was die männlichen Wechseljahre genau sind?

Dr. Heitkamp: Sehr gerne. Die männlichen Wechseljahre, auch als Andropause bezeichnet, beziehen sich auf die allmähliche Abnahme der Testosteronproduktion bei Männern, die typischerweise ab dem mittleren Lebensalter auftritt. Diese hormonellen Veränderungen können eine Vielzahl von körperlichen und psychischen Symptomen verursachen, ähnlich wie die Wechseljahre bei Frauen, aber sie verlaufen in der Regel langsamer und sind weniger abrupt.

Interviewer: Welche physiologischen Veränderungen treten bei Männern in den Wechseljahren auf?

Dr. Heitkamp: Eine der Hauptveränderungen ist der Rückgang des Testosteronspiegels. Dies kann zu einer Abnahme der Muskelmasse und Knochendichte führen, was wiederum das Risiko für Osteoporose erhöht. Männer können auch eine Zunahme des Körperfetts, insbesondere im Bauchbereich, feststellen. Darüber hinaus kann es zu Veränderungen im Stoffwechsel kommen, die zu Gewichtszunahme und einem erhöhten Risiko für Herz-Kreislauf-Erkrankungen beitragen.

Interviewer: Wie wirken sich diese hormonellen Veränderungen auf die psychische Gesundheit aus?

Dr. Heitkamp: Niedrige Testosteronspiegel können zu einer Vielzahl von psychischen Symptomen führen, darunter Müdigkeit, Reizbarkeit, Konzentrationsprobleme und Depressionen. Viele Männer berichten auch von einem verminderten Selbstwertgefühl und emotionaler Labilität. Es ist wichtig zu betonen, dass diese Symptome individuell sehr unterschiedlich ausgeprägt sein können.

Interviewer: Ein großes Thema ist auch die sexuelle Gesundheit. Wie beeinflussen die Wechseljahre die Sexualität des Mannes?

Dr. Heitkamp: Testosteron spielt eine entscheidende Rolle in der sexuellen Funktion des Mannes. Ein Rückgang dieses Hormons kann zu einem verringerten Sexualtrieb und Problemen bei der

Erektion führen. Erektile Dysfunktion und eine reduzierte Erektionsfestigkeit sind häufige Beschwerden. Es ist wichtig, diese Probleme offen anzusprechen, da es viele Behandlungsmöglichkeiten gibt, die helfen können.

Interviewer: Welche gesundheitlichen Risiken sind mit den männlichen Wechseljahren verbunden?

Dr. Heitkamp: Neben den bereits erwähnten Risiken für Osteoporose und Herz-Kreislauf-Erkrankungen kann auch das Risiko für Diabetes und das metabolische Syndrom steigen. Auch Prostataprobleme, einschließlich gutartiger Prostatahyperplasie (BPH) und Prostatakrebs, können in diesem Lebensabschnitt häufiger auftreten. Regelmäßige Gesundheitschecks und präventive Maßnahmen sind daher sehr wichtig.

Interviewer: Was können Männer tun, um die Auswirkungen der Wechseljahre zu minimieren?

Dr. Heitkamp: Ein gesunder Lebensstil ist entscheidend. Dazu gehören eine ausgewogene Ernährung, regelmäßige körperliche Aktivität, ausreichend Schlaf und effektives Stressmanagement. Auch der Verzicht auf Rauchen und ein moderater Alkoholkonsum sind wichtig. Bei Bedarf können Hormontherapien und andere medizinische Behandlungen helfen, die Symptome zu lindern und die Lebensqualität zu verbessern.

Interviewer: Gibt es spezifische medizinische Behandlungen, die Sie empfehlen?

Dr. Heitkamp: Eine häufige Behandlungsmethode ist die Testosteronersatztherapie (TRT), die darauf abzielt, den Testosteronspiegel im Blut zu erhöhen und damit die Symptome zu lindern. Diese Therapie sollte jedoch individuell angepasst und regelmäßig überwacht werden, da sie auch Nebenwirkungen haben kann. Es gibt auch alternative Ansätze wie pflanzliche Präparate und Lebensstiländerungen, die unterstützend wirken können.

Interviewer: Wie wichtig ist die soziale Unterstützung während dieser Lebensphase?

Dr. Heitkamp: Soziale Unterstützung spielt eine entscheidende Rolle. Der Austausch mit Familie, Freunden oder Selbsthilfegruppen kann helfen, die psychischen Belastungen zu bewältigen und ein Gefühl der Gemeinschaft zu fördern. Auch die offene Kommunikation mit dem Partner über Veränderungen und Bedürfnisse ist wichtig, um Missverständnisse zu vermeiden und gegenseitiges Verständnis zu fördern.

Interviewer: Wie oft sprechen Männer im Allgemeinen über ihre Probleme in den Wechseljahren?

Dr. Heitkamp: Studien und Beobachtungen zeigen, dass Männer oft zögern, über ihre gesundheitlichen und emotionalen Probleme zu sprechen, insbesondere wenn es um Themen wie die Wechseljahre oder sexuelle Dysfunktion geht. Viele Männer empfinden Scham oder Angst davor, als schwach oder weniger männlich wahrgenommen zu werden. Es ist jedoch wichtig, dass Männer erkennen, dass es normal und gesund ist, über diese Themen zu sprechen. Offene Kommunikation mit Ärzten, Partnern und unterstützenden Netzwerken kann einen großen Unterschied machen und dazu beitragen, die Symptome besser zu bewältigen.

Interviewer: Vielen Dank, Dr. Heitkamp, für diese ausführlichen und informativen Antworten. Haben Sie noch abschließende Worte für unsere Leser?

Dr. Heitkamp: Es ist wichtig, die Wechseljahre als eine natürliche Phase des Lebens zu akzeptieren und sich nicht davor zu fürchten. Mit den richtigen Informationen, einem gesunden Lebensstil und gegebenenfalls medizinischer Unterstützung können die meisten Männer diese Phase gut bewältigen und weiterhin ein erfülltes Leben führen. Sprechen Sie offen mit Ihrem Arzt über Ihre Symptome und Anliegen – es gibt viele Wege, Unterstützung zu finden und Ihre Lebensqualität zu erhalten.

Interviewer: Nochmals vielen Dank, Dr. Heitkamp. Wir schätzen Ihre Zeit und Ihr Wissen sehr.

Dr. Heitkamp: Gern geschehen. Es war mir eine Freude, dieses wichtige Thema zu besprechen.

Sex und Leidenschaft-jetzt mal Butter bei die Fische

Sex war für mich schon immer wichtig, insbesondere guter Sex. Deshalb bin ich in meinem ganzen Leben nie bei einer Prostituierten gewesen. Auch eine Tabledance-Bar hat mich noch nie gesehen, auch habe ich noch nie einen Porno gesehen. Es war mir immer unergründlich wie man(n) sich ein Männermagazin kaufen kann, sich das anschaut, total heiss ist und dann seine Energie nicht loswird. Also Blödsinn die Aktion.

Auch hatte ich nie One-Night-Stands oder Sex mit mehreren Frauen gleichzeitig. Obwohl ich ehrlich zugeben muss das diese lange auf meiner Bucket-List stand.

Guter Sex ist nun mit Liebe und starker Verbundenheit möglich. Das ist meine Ansicht. Diese Ansicht müssen andere Männer nicht teilen, aber ich denke das Sehen viele so wie ich.

Jetzt reden wir doch mal Klartext Jungs. Klar als wir noch 25 waren, konnten wir die ganze Nacht eine Erektion aufrechterhalten und nie genug bekommen.

Bei mir war es oft so, dass die Frauen irgendwann nicht mehr konnten. Irgendwann nach dem fünf- oder sechs-mal in der Nacht hatte ich eine extatische Dauererektion. In Erinnerungen daran war das immer der beste Sex. Insbesondere wenn es meiner Partnerin richtig gut ging und ich sie mehrfach zum Höhepunkt brachte. In der Beziehung hatte ich genetisch wohl auch sehr viel Glück da ich immer Lust auf Frauen hatte.

Ich mag beim Sex eine offensive Partnerin, die zeigt was sie will mir trotzdem die Macht gibt mir ihr zu tun, was ich will. Der beste Sex ist, wenn ich merke, wie sie langsam immer mehr abgeht und ich sie zum Höhepunkt bringe.

Wie sieht der Sex mit 57 aus? Vorweg: ich hasse terminierten Sex. Nichts ist schlimmer, für beide Parteien, als wenn genau vorgeschrieben ist wann Sex stattzufinden hat. Das ist eher etwas für Paare die eigentlich keinen Bock mehr aufeinander haben, aber wo SIE nicht will das ER sich umorientiert oder andersrum. Hier ist Sex nicht da, um Verbundenheit aufzubauen und zu vertiefen, sondern nur noch um des „guten Friedens" willen.

Solche Paare sprechen nicht über ihren Sex oder ihre Wünsche und wenn sie es doch tun, ist einen solchen Streit begleitet von gegenseitigen Vorwürfen und Anschuldigungen. Meine Frau und ich haben ein solchen Gespräch einmal Live mitbekommen. Wir waren bei einer Gartenparty bei Freunden eingeladen, als ein Paar sich anfing zu streiten. Wir haben erst gar nicht mitbekommen worum es eigentlich ging, bis die Beiden sich richtig angebrüllt haben. Nennen wir Sie Katja und Thomas.

Katja warf Thomas vor das er immer zu schnell kommt und Thomas Katja das sie ein Jahr lang keinen Sex hatten und Katja beim Sex immer daliegt wie ein Brett und nicht einmal von hinten genommen werden will. Hahaha echt lustig sowas vor versammelter Mannschaft zu bringen.

Meine Fresse, der Thomas tat mir leid, ist doch klar, dass er schnell kommt, wenn er ein Jahr lang keinen Sex hatte. „Die ist doch bekloppt die Trulla" dachte ich mir.

Den Mann ein Jahr nicht ranlassen aber sich dann darüber aufregen das er zu schnell kommt. Das ist, als wenn Dir beim Pokerspiel jemand gezinkte Karten in die Hand gibt und dann von Dir verlangt das Du gewinnst. Das funktioniert nicht.

Thomas sieht auch richtig gut aus, sehr sportlicher, großer, gepflegter blonder Typ. Katja: sie sieht aus, als ob sie nach Feierabend „Katapulte nach Gondor" zieht ☺, klein, pummelig, kurze rote Haare, dicke Arme und Hintern, nullkommanull Ausstrahlung. Katja hatte sich offensichtlich nach dem ersten und einzigen Kind „aufgegeben", unter dem Motto, „Soll erfüllt ich bin jetzt Mutti, es dreht sich alles nur noch ums Kind".

Ich sprach leise vor mich hin: „Alte, guck mal in den Spiegel, sei froh, dass Dich überhaupt jemand ficken will".

Meine Frau guckte mich entsetzt an, kniff mir in den Arm und meinte: „Sei still, nicht so laut. Bist Du doof? Sowas kannst Du doch nicht sagen".

Unsere Freundschaft, Nadine und Uwe, stand neben uns. Sie haben meinen Kommentar mitbekommen und sie grinsten nur, ich hatte mit meinem gehässigen Kommentar wohl den Nagel auf den Kopf getroffen.

Der Streit zwischen Katja und Thomas gipfelte in einer Ohrfeige, die Katja Thomas verpasste. Das war der Höhepunkt der Party.

Wir hatten dann, wegen der schlechten Vibes, keinen Bock mehr auf die Party und fuhren mit Nadine und Uwe zum Lieblings-Ouzologen unseres Vertrauens (Griechen).

Rund ein Jahr später, haben wir von Bekannten gehört, das sich Katja und Thomas getrennt hatten. Er hatte sich wohl unmittelbar nach dem Streit eine andere Partnerin „beschafft".

Das erinnerte mich an den Vorfall mit meiner ersten Frau und das darauffolgende Fremdgehen. Ich dachte mir nur: „die Alte ist so bekloppt, die hat es verdient, wie kann eine Frau ihren Mann nur so schlecht behandeln". Schade ist es nur für das Kind, das nun ohne Vater aufwächst.

Wie gesagt zurück zum Thema REDEN. Leute sagt Euch doch einfach auf was ihr steht und was ihr wollt. Wie soll der Partner erraten, was in Eurem Schädel vorgeht? Ihr wisst doch: keine Arme, keine Kekse ☺ Also mutig sein und sagen „ich will gern…" Mehr wie ein „Nein" kann nicht kommen.

Thema Experimente

Ich persönlich bin der Meinung das man(n) offen kommunizieren sollte, was er sich von seiner Partnerin wünscht und welche Sexpraktiken er sich mit seiner Partnerin wünscht.

Wie soll sie es erraten, was ihr wollt Jungs, wenn ihr es ich nicht klar kommuniziert? Genau das habe ich mit meiner Frau genauso verabredet. Wir sind völlig offen. Nur das Thema Partnertausch und Swinger-Partys ist für uns abgehakt und das werden wir nie ausprobieren.

Partnertausch kommt für mich nicht in Frage, ich glaube ich könnte es nicht ertragen zu sehen, wie ein anderer Mann in meiner Frau steckt. Was ich mir höchstens vorstellen könnte, andere Paare beim Sex zu beobachten.

Sicher gibt es Frauen, die nach den Wechseljahren keine richtige Lust mehr auf Sex haben. Obwohl gerade der Sex mit einer Frau in meinem Alter oft sehr sinnlich, unaufgeregt und entspannend ist.

Ohne Leistungsdruck oder komische Ansprüche. Aber um guten Sex mit Eurer Partnerin zu haben, müsst ihr wissen, was mit IHR in den Wechseljahren passiert.

Ich habe sehr gern Sex mit meiner Frau. Ein Grund ist sicher auch das sie mir Ihren 55 Jahren eine tolle Figur hat, lange Beine und eine schöne Oberweite. Ihre blonden Locken sehen auch etrem süss aus, besonders früh wenn Sie aufwacht und total verwuschelt ist. Ich nenne Sie dann immer meine „Surferbraut" oder Private-Pam. Unser Sex ist oft spontan und einfach nur sinnlich.

Ein Erlebnis dazu werde ich wohl nie vergessen. Ich kam von einer Fototour heim. Meine Kamera in der Hand. Meine Schnecke lag auf der Couch und grinste mich an und meinte: „Sage mal, kannst Du nicht mal ein paar schöne Bilder von mir machen". Ich sagte: „Na klar Schneckchen, zieh Dich aus." Das war eher schwerzhaft gemeint, aber sie zischte ab in ihr Ankleidezimmer und kam nach einigen Minuten wieder raus.

Wow…ich wusste bis zu dem Zeitpunkt nicht was für eine sexy Frau ich zuhause habe. Rote Overknees und durchsichtiger roter Fummel. Ich fotografierte sie in allen erdenklichen Posen. Es wurde immer heisser, ich durfte sie nicht anfassen. Jedes Mal wenn ich es versuchte, bekam ich auf die Finger. Aber irgendwann wehrte sie sich nicht mehr und ich fiel über sie her.

Wechseljahre bei Frauen: Auswirkungen, Symptome und verändertes Sexualverhalten

Die Wechseljahre, auch als Menopause bezeichnet, sind eine natürliche Phase im Leben einer Frau, die das Ende ihrer fruchtbaren Jahre markiert. Dieser Übergang, der typischerweise zwischen dem 45. und 55. Lebensjahr auftritt, geht mit einer Vielzahl von körperlichen und emotionalen Veränderungen einher. In diesem Artikel werden die Auswirkungen und Symptome der Wechseljahre, die Veränderungen im Sexualverhalten und mögliche Maßnahmen zur Linderung von Beschwerden detailliert beschrieben.

Ursachen und Phasen der Wechseljahre

Die Wechseljahre sind durch einen natürlichen Rückgang der Produktion der weiblichen Geschlechtshormone Östrogen und Progesteron gekennzeichnet. Dieser Prozess verläuft in mehreren Phasen:

- **Prämenopause:** Die Jahre vor dem eigentlichen Beginn der Wechseljahre, in denen die Hormonproduktion bereits beginnt, zu schwanken.

- **Perimenopause:** Diese Phase umfasst die Zeit unmittelbar vor der Menopause und kann mehrere Jahre dauern. Die Menstruationszyklen werden unregelmäßiger.

- **Menopause:** Der Zeitpunkt, an dem eine Frau seit zwölf Monaten keine Menstruation mehr hatte.

- **Postmenopause:** Die Jahre nach der Menopause, in denen die Symptome allmählich abklingen können.

Symptome der Wechseljahre

Die Symptome der Wechseljahre können vielfältig und individuell unterschiedlich sein. Zu den häufigsten zählen:

- **Hitzewallungen und Nachtschweiß**: Plötzliche Wärmeempfindungen, die oft von Schweißausbrüchen begleitet werden.

- **Schlafstörungen:** Einschlaf- und Durchschlafprobleme, oft durch nächtliches Schwitzen verursacht.

- **Stimmungsschwankungen:** Erhöhte Reizbarkeit, Angstzustände und Depressionen.

- **Gewichtszunahme:** Veränderungen im Stoffwechsel können zu einer Zunahme des Körpergewichts führen.

- **Kognitive Veränderungen:** Konzentrationsprobleme und Gedächtnisstörungen.

- **Vaginale Trockenheit und Atrophie:** Verringerte Feuchtigkeit und Elastizität der Vaginalschleimhaut, die zu Beschwerden und Schmerzen beim Geschlechtsverkehr führen können.

- **Verminderte Libido:** Ein Rückgang des sexuellen Verlangens.

Veränderungen im Sexualverhalten

Während der Wechseljahre können Frauen verschiedene Veränderungen in ihrem Sexualverhalten und ihrer sexuellen Gesundheit erleben:

- **Vaginale Trockenheit:** Dies kann den Geschlechtsverkehr schmerzhaft machen und die sexuelle Aktivität beeinträchtigen. Verwendung von Gleitmitteln und vaginalen Feuchtigkeitscremes kann helfen.

- **Verminderte Libido:** Hormonelle Veränderungen können zu einem Rückgang des sexuellen Verlangens führen. Kommunikation mit dem Partner und ein offener Umgang mit den eigenen Bedürfnissen und Sorgen sind wichtig.

- **Psychische Einflüsse:** Stimmungsschwankungen und depressive Verstimmungen können das sexuelle Verlangen beeinflussen. Psychologische Unterstützung oder Paartherapie können hilfreich sein.

Maßnahmen zur Linderung der Beschwerden
Es gibt verschiedene Ansätze, um die Symptome der Wechseljahre zu lindern und die Lebensqualität zu verbessern:

- **Hormonersatztherapie (HRT):** Die Einnahme von Östrogen und Progesteron kann viele Symptome der Wechseljahre lindern. Diese Therapie sollte jedoch individuell und unter ärztlicher Aufsicht erfolgen, da sie mit Risiken verbunden sein kann.

- **Phytoöstrogene:** Natürliche Östrogene aus Pflanzen, die in Soja, Leinsamen und bestimmten Nahrungsergänzungsmitteln enthalten sind, können helfen, hormonelle Schwankungen auszugleichen.

- **Lebensstiländerungen:** Eine gesunde Ernährung, regelmäßige Bewegung und Stressbewältigungstechniken können helfen, die Symptome zu kontrollieren. Insbesondere Gewichtstraining und kardiovaskuläre Übungen können sich positiv auf die Gesundheit auswirken.

- **Schlafhygiene:** Maßnahmen zur Verbesserung des Schlafs, wie die Schaffung einer ruhigen Schlafumgebung und das Vermeiden von Koffein und Alkohol vor dem Schlafengehen, können Schlafstörungen entgegenwirken.

- **Psychologische Unterstützung:** Beratung oder Therapie können helfen, mit den emotionalen Veränderungen umzugehen. Gruppen- oder Einzeltherapien bieten Unterstützung und Bewältigungsstrategien.

- **Vaginale Behandlungen:** Lokale Östrogenbehandlungen in Form von Cremes, Tabletten oder Ringen können vaginale Trockenheit und Atrophie lindern.

- **Gleitmittel und Feuchtigkeitscremes:** Die Verwendung von Gleitmitteln auf Wasser- oder Silikonbasis kann sexuelle Beschwerden verringern und den Geschlechtsverkehr angenehmer machen.

Fazit

Die Wechseljahre sind eine natürliche Lebensphase, die jede Frau durchläuft. Obwohl sie mit einer Reihe von unangenehmen Symptomen verbunden sein können, gibt es zahlreiche Möglichkeiten, diese zu lindern und das Wohlbefinden zu verbessern. Eine Kombination aus medizinischen Behandlungen, Lebensstiländerungen und psychologischer Unterstützung kann Frauen dabei helfen, diese Übergangszeit positiv und gesund zu gestalten. Der offene Dialog mit Ärzten, Partnern und Freundinnen ist dabei von entscheidender Bedeutung.

Akzeptiere das Altwerden

Das zentrale Thema, das mich beschäftigt, ist das Altwerden. Irgendwie habe ich das Gefühl, dass die Zeit immer schneller verrinnt. Gerade erst Silvester gefeiert, und schon steht das nächste vor der Tür. Gefangen im Alltagstrott verfliegen die Tage, Wochen und Monate wie im Flug. Und wieder ist ein Lebensjahr vorbei, und die Jahre, die vor einem liegen, werden immer weniger.

Was mich auch beschäftigt, ist die Anzahl der Kumpels in meinem Alter, die plötzlich und unverhofft sterben. Klar, Covid hat einige dahingerafft. Aber es traf auch Kumpels, die vollkommen fit waren und plötzlich verstarben. Ein Beispiel ist ein Freund vom Airsoft. Airsoft ist ein Militär-Strategiespiel, im Prinzip wie „Call of Duty", nur in echt.

Wir verkleiden uns wie echte SEALs und jagen uns auf alten russischen Militärbasen durch den Wald. Dafür benutzen wir Luftdruckgewehre, aus denen kleine Plastikkugeln verschossen werden. Die Gewehre haben eine Reichweite von rund 50 Metern. Die Auftreffenergie ist harmlos und wirkt wie ein Bienenstich. Ein getroffener Gegner ruft "Hit" und verlässt das Spielfeld.

Er geht zu einem Spawn-Punkt und kann von dort aus sofort wieder in das Spiel starten. Es gibt Missionen und Einsatzszenarien. Aufgrund der geringen Kampfdistanzen kommt das Spiel realen Einsatzszenarien schon nah, besonders im Gebäudekampf auf kurze Distanzen, in dunklen, halb verfallenen Gebäuden – ein echt creepy Feeling. Unser Team wurde zum Beispiel von jemandem trainiert, der acht Jahre Bundeswehr-Ausbilder in Afghanistan war.

Er hat uns viel beigebracht, unter anderem Taktiken im Gebäudekampf und im Feld. Er meinte auch immer, dass es dem realen Irrsinn schon sehr nahekommt, nur mit dem Unterschied, dass wir nicht in Lebensgefahr sind und es keine Granaten und Mörser gibt.

Das Spiel macht Laune und spricht den männlichen Jagdinstinkt an. Ich habe zum Beispiel noch zwei Tage nach einem Spiel viel Adrenalin in mir und fühle mich wie berauscht. Ich könnte dann immer sofort wieder losfahren und weiterspielen. Das Spiel macht süchtig – ich kenne Leute, die jedes Wochenende spielen fahren.

Das Großartige ist, dass die Luftdruckgewehre echten Waffen täuschend ähnlich nachempfunden wurden. Ich habe zum Beispiel Airsoft-Markierer, die einem M249-Maschinengewehr, einer Tommy-Gun aus dem Zweiten Weltkrieg, einem BAR 1918, einem M1 Garand und einer SVD Dragunov Sniper Rifle nachempfunden sind, und viele mehr. Da die Gewichte der Markierer, das Ladeverfahren, die Funktionen und die Magazine ebenfalls dem Original nachempfunden wurden, schafft das eine extrem authentische Atmosphäre. Oft arbeiten die Markierer auch im Blowback-Verfahren: Dabei wird ein Teil der Luftdruckenergie genutzt, um Verschlussklappen zu öffnen und den Bolt hin und her zu fahren.

Dadurch entsteht ein metallisch klingendes Geräusch und ein Rückstoß, der zum Beispiel mit dem einer Original-AR15 oder M4 vergleichbar ist. Alles wirkt dann sehr realistisch. Hinzu kommt, dass auch der Gegner versucht, einen zu erwischen, sodass man taktisch vorgehen und den Gegnern Fallen stellen muss.

Wir fahren jeden Monat ein- bis zweimal auf solche alten Militärbasen. Um Berlin herum gab es im Abstand von etwa sechs Kilometern solche Stellungen der Russen, wie Kasernen, Raketenstellungen, Panzerbataillone, Artillerie, Gefechtsstände, Bunker, Radarstationen oder Luftwaffenstützpunkte.

Deshalb befinden sich meist tief im Wald solche Lost Places. Oft sehen die aus, als wäre man direkt in Tschernobyls verlassener Stadt Pripyat gelandet. Ein Beispiel ist die alte Giftgasfabrik in Briesen, der Atombunker Harnekop oder die SA-2-Raketenbasis in Prötzel. Diese Gelände bestehen meist aus Bunkern, alten Produktionshallen, Wohnblöcken und Kasernen.

Diese Gebäude bestehen aus vielen Räumen, die morbide, abgerockt und verlassen sind. Allein dieser Charme des Verfalls schafft ein sehr mulmiges und schauriges Gefühl. Keller in diesen Gebäuden sind zumeist stockdunkel und überflutet. Man muss sich dann mit einer Lampe am Helm und durch tiefes Wasser watend einen Weg bahnen. Das Gefühl dazu ist unbeschreiblich.

Da wir auch noch ein WW2-Reenactment-Projekt am Laufen haben, das der Serie „Band of Brothers" nachempfunden ist, wird die Atmosphäre noch einmal gesteigert. Wir tragen Uniformen und Ausrüstungen aus der Zeit, ich zum Beispiel die der 101st Airborne-Paratrooper. Auch nutzen wir nur Markierer, die Waffen aus dieser Epoche nachempfunden sind, wie Tommy-Gun, Kar98, PPSh, BAR, M1 Garand, Arisaka und so weiter. Die Amis sprechen auf dem Feld nur Englisch, Funk gibt es nicht, nur Feldtelefone aus dem Zweiten Weltkrieg. Wir stellen dann Gefechte aus dem Zweiten Weltkrieg nach. Einfach großes Kino.

Ich der „Lone Survivor"

Mein Freund war ein fitter, durchtrainierter Typ, 52 Jahre alt. Wir sind in Harnekop den Sandhügel hochgestürmt und haben mit 20 Kilo Gepäck im Affenzahn die gegnerischen Stellungen geräumt. Ich war immer erstaunt, wie fit er noch für sein Alter war, was natürlich auch auf mich zutraf.

Er ist plötzlich verstorben, beim Schippen eines Grabens auf seinem Grundstück. Ohne Vorerkrankungen, einfach so. Das war ein echter Schock und hat mich viele Monate sehr beschäftigt. Ich sah nun unmittelbar und in voller Brutalität, wie schnell das Licht ausgeknipst werden kann. So lichtet sich mein „Umfeld" immer mehr, und gute Freunde und Kameraden sind für immer weg.

Es bleibt nur Wehmut und die Erinnerungen an eine tolle Zeit mit großartigen Menschen. Die Zeit verrinnt unaufhörlich, die Jahre schwinden dahin. Das ist es, was mir sehr zu schaffen macht. Jedenfalls geht es mir so. Die Jahre, die noch vor mir liegen, sind auf jeden Fall nicht mehr viele.

Ich habe meinen „Wingman" bei jedem Spiel vermisst und denke oft daran, wie oft er mir „Feuerschutz" gab und welche großartigen Aktionen wir zu zweit durchgezogen haben.

Einmal haben wir zu zweit, ohne Unterstützung, ein ganzes Gebäude mit 25 Gegnern geräumt und waren die Helden des Tages. Ein anderes Mal haben wir gemeinsam eine Sniper-Stellung auf einem alten Flughafentower eingerichtet und 15 Gegner getroffen. Er war mein Spotter/Supporter, und ich der Schütze. Die Aktion erinnerte mich sehr an den Film „American Sniper".

Oft übermannt mich auf dem Spielfeld die Trauer, wenn ich an Stellen komme, an denen wir großartige Erlebnisse hatten. Ich spreche dann zu ihm und sage oft: „Bro, hilf mir, bleib bei mir."

So bleibt er für mich unvergessen und ist irgendwie trotzdem weiter da. Ich frage mich dann, ob sich auch jemand an mich erinnern wird, wenn ich einmal weg bin.

Diese Frage stelle ich mir sehr oft, wenn ich mich abends schlafen lege. Wache ich noch einmal auf? Wie schnell das Leben zu Ende sein kann, sieht man in letzter Zeit oft in den Nachrichten. Gewalt, Krieg und Naturkatastrophen nehmen dramatisch zu.

Vielleicht sollte man in unserem Alter auch gar nicht so weit in die Zukunft planen, sondern mehr im Hier und Jetzt leben und die Momente, die man erlebt, genießen?

Die zweite Zäsur war unser Klassentreffen vor zwei Jahren – unser erstes Treffen nach gut 30 Jahren. Von den zehn Jungs aus unserer Klasse waren bereits sieben gestorben. Auch das war ein echter Schock für mich. Es stellte sich heraus, dass die meisten bereits an Krebs gestorben waren, und das bereits im Alter von 45-50 Jahren.

Wie soll man(n) damit umgehen? Auf jeden Fall sagte ich mir, dass man das Leben genießen sollte. Ich versuche nun, schöne Dinge mehr auf mich wirken zu lassen und sie zu genießen. Ich sage mir jetzt immer: Wer weiß, wie lange und wie oft man so etwas noch erleben kann?

Gerade bei Aktionen mit meinen Freunden frage ich mich jetzt immer öfter, wie oft man sich überhaupt noch einmal wiedersieht.

Auch wenn ich mit meiner Frau unterwegs bin, machen wir uns eine schöne Zeit und lassen uns nicht mehr stressen. Wenn uns Leute auf die Nerven gehen, verschwinden wir und fahren woanders hin.

Ich habe keine Lust mehr, mich über ignorante, unerzogene und dreiste Pissnelken zu ärgern. Damit fahren wir in letzter Zeit ganz gut. Oder wir suchen uns gleich Locations, die öko- und kinderfrei sind. „Adult only" ist das neue Zauberwort.

Körperlich merke ich das Älterwerden noch nicht so stark. Jedenfalls fühle ich mich noch fit genug. Klar, ich renne keinen Marathon mehr und habe zu kämpfen, den Bauchansatz wegzubekommen, aber insgesamt geht es mir gut.

Wie ich jedoch erkennen musste, kann sich das sehr schnell ändern. Im letzten Jahr hatte ich eine schwere Magen-Darmerkrankung und dadurch ein Nierenversagen. Wenn meine Ärztin und meine Frau nicht dafür gesorgt hätten, dass ich ins Krankenhaus gehe, wäre ich wahrscheinlich schon weg vom Fenster.

Ich hatte mir irgendwo einen seltenen Virus eingefangen, war aber nach einer Woche wieder fit. Aber so schnell kann es gehen: Ein kleiner Kack-Virus macht dich fertig und knipst dir das Licht aus.

Auf jeden Fall achte ich jetzt mehr auf mich und gehe zu meinen Vorsorgeuntersuchungen. In Deutschland ist das glücklicherweise gut geregelt, und man muss nichts dafür bezahlen.

Klar, es nervt und man verdaddelt Zeit, aber wenn du erst mal Krebs hast, sind Ärger und Leid unermesslich groß. Also ab zu den Untersuchungen.

Das gehört eben einfach zum Älterwerden dazu. Auch, dass man jetzt Opa ist und auch Opa genannt wird. Man rennt zwar mit kaputten Jeans und klamottentechnisch up-to-date herum, aber trotzdem ist man ja schon fast 60. Wenn ich mir vorstelle, wie andere Leute früher mit 60 aussahen, ist mein Erscheinungsbild nicht das eines tattrigen Opas, sondern das eines sportlichen Mannes. Und ich werde alles tun, damit das so bleibt.

Hat das Leben einen Sinn?

Die Frage, ob es ein Leben nach dem Tod gibt, hat sich wohl jeder einmal gestellt. Die Religionen sagen ja. Meiner Meinung nach sind Religionen jedoch ohnehin nur ein Instrument der Mächtigen, um uns zu steuern und zu kontrollieren. Ihre Konzepte erscheinen mir als Nonsens, insbesondere die Idee eines sogenannten Lebens nach dem Tod. Ich will niemandem zu nahe treten – jeder soll an das glauben, was ihm Erfüllung und Trost bringt. Wer in der Religion seinen Frieden findet, soll damit glücklich werden.

Ich behaupte jedoch, es gibt kein „Allmächtiges Wesen", und ich behaupte weiter, dass es noch nicht einmal einen freien Willen gibt. Der freie Wille ist meiner Ansicht nach eine Illusion, und alles ist vorherbestimmt. Warum?

Determinismus

Der Determinismus ist eine Hypothese, nach der jedes Elementarteilchen einen vorherbestimmten Weg hat. Wir sind uns einig, dass alle Materie im Universum aus einem einzigen Punkt, einer Singularität, im Urknall entstanden ist. Alle Elementarteilchen, also die Bausteine aller Dinge, sind an diesem Punkt entstanden. Wir wissen auch, dass alles auf physikalischen Gesetzen beruht, wie wir es in der Schule gelernt haben. Somit auch die Bewegung eines jeden einzelnen Elementarteilchens. Wir, unsere Umwelt, alles, was uns umgibt, besteht aus Elementarteilchen. Die Atome unseres Körpers sind im Kern einer sterbenden Sonne entstanden. Wir sind buchstäblich Sternenstaub.

Stellen wir uns den Weg eines einzelnen Teilchens seit dem Urknall vor. Das Teilchen wird von anderen Teilchen angezogen oder abgestoßen und hat seit dem Urknall einen Weg zurückgelegt, der sich nach physikalischen Gesetzmäßigkeiten richtet.

Nehmen wir an, wir hätten einen Supercomputer mit unbegrenzter Rechenleistung. Dieser Supercomputer könnte den Weg aller Teilchen im Universum berechnen. Der Computer kennt den aktuellen Standort jedes Teilchens und könnte den Weg eines jeden Teilchens bis zu seinem Ursprung, dem Urknall, zurückverfolgen.

Erkennen Sie etwas? Genau. Wenn der Computer den Weg der Teilchen zurückrechnen kann, kann er auch den zukünftigen Weg eines jeden Teilchens berechnen.

Was bedeutet das? Das bedeutet, dass der Weg eines jeden Teilchens vorherbestimmt ist – vom Urknall bis in die ferne Zukunft. Somit ist der freie Wille nur eine Illusion. Denn wir, unsere Gedanken und Gefühle, unsere Umwelt – alles besteht aus Elementarteilchen und Schwingungen. Klingt esoterisch? Ist es aber nicht, sondern Logik.

Für mich ergibt sich daraus nur ein Schluss: Alles ist vorherbestimmt und nicht änderbar. Also kann man mit einer gesunden Portion Gelassenheit an das Leben herangehen und alles, was passiert, als gegeben hinnehmen. Denn egal, was du tust, es ist eine Illusion des freien Willens. Es hat keine Bedeutung und keinen Zweck.

Ob ich mit meiner Vermutung Recht habe, bleibt jedem selbst überlassen. Du bist wie ein Lokführer, der in einem Zug ohne Frontscheibe auf Schienen fährt. Du kannst nur zur Seite herausschauen. Der Weg ist vorgegeben, aber du siehst ihn nicht als Ganzes, sondern nur, wo du dich gerade in diesem Augenblick befindest.

Diese Fakten stellen für einige sicherlich einen Schock dar, denn vieles, was sie im Laufe ihres Lebens gelernt haben, widerspricht meiner Aussage. Aber aus den Atomen, die bei der Zersetzung unseres Körpers nach dem Tod frei werden, entsteht wieder etwas Neues. Die frei gewordenen Atome gehen wieder neue Bindungen ein und tun das bis zum Ende aller Zeiten.

In gewisser Weise haben die Religionen also teilweise Recht: Nichts wird verschwendet; alles wird recycelt, und aus uns entsteht wieder etwas anderes. In diesem Sinne ist das Konzept der Reinkarnation sogar zum Teil richtig, zumindest in einer gewissen Hinsicht.

Unser Bewusstsein hingegen ist eine reine Illusion, die mit unserem Tod verschwindet und in jeglicher Hinsicht verloren ist. Denn unsere Gedanken und damit unser Bewusstsein sind das Ergebnis eines komplexen biochemischen Prozesses.

Natürlich wollen die großen Religionen und Kirchen nicht, dass euch das bewusst wird. Wenn ihr die Hypothese des Determinismus einmal auf euch wirken lasst, wenn euch die Tragweite dessen bewusst wird, hört ihr auf zu funktionieren. Ihr funktioniert dann nicht mehr, wie es die „Mächtigen" wollen. Ihr sollt nicht über solche Dinge nachdenken, sondern billiges Konsumvieh sein und so funktionieren, wie diese Typen das wollen.

Ihr sollt arbeiten bis an euer Lebensende, Steuern zahlen und konsumieren, um den wenigen Milliardären an der Spitze der Nahrungskette ein wunderschönes Leben zu ermöglichen. Das klingt für den Leser alles zu pessimistisch? Ich sage: Denke intensiv darüber nach!

Ich werde zum Nordpol meiner Familie

Die Weisheit des Alters. Das ist das Bild, das ich vor Augen habe, wenn ich einen weißhaarigen alten Mann sehe. Weisheit trifft jedoch nach all den Jahren und dem vielen Chaos, das ich angerichtet habe, nicht unbedingt auf mich zu. Allerdings kann ich aufgrund der vielen Erlebnisse und des ständigen Hinfallens und Wiederaufstehens auf einen reichhaltigen Erfahrungsschatz zurückgreifen. Dadurch kann ich meinen Kindern ein guter Ratgeber sein und ihnen zeigen, wie man es besser nicht machen sollte.

Ein Jammer ist es jedoch oft, dass die Kinder nicht auf einen hören und zwangsläufig die gleichen Erfahrungen machen müssen. Im Nachhinein sagen sie dann immer: „Papa, hätte ich mal auf dich gehört."

Aber seien wir ehrlich: Haben wir auf unsere Eltern gehört? Nein, wir haben auch unser eigenes Ding gemacht. Rückblickend wäre mir viel Leid erspart geblieben, wenn ich gleich auf meine Eltern gehört hätte.

Ein gutes Beispiel dafür ist, dass mir meine Eltern von der Ehe mit meiner ersten Frau abgeraten haben. Sie hatten bereits erkannt, was für ein Kaliber sie war. Aber ich war blind und habe das nicht erkannt. Was daraus geworden ist, habe ich im vorhergehenden Kapitel bereits beschrieben.

Im Prinzip habe ich mir mit dieser Frau und der darauffolgenden Trennung mein ganzes weiteres Leben „versaut". Wer weiß, wo ich heute wäre und wie viele meiner Träume ich hätte verwirklichen können, wenn ich nicht bei dieser Frau gelandet wäre. Mein Traum war es immer, mit 50 aufzuhören zu arbeiten, auf einer Finca in Griechenland zu leben, aufs Meer zu schauen und die Brise zu genießen.

Leider gibt es keinen Reset-Knopf im Leben, man muss mit seinen falschen Entscheidungen leben und zurechtkommen. Ich würde Jahre meines Lebens opfern, um noch einmal neu zu beginnen und die Fehler rückgängig zu machen.

Das Einzige, was ich nicht bereue, sind die wunderbaren Kinder, die ich habe. Aber zurück zu den Kindern und der Rolle des guten Ratgebers. Was ich immer an meinem verstorbenen Stiefvater bewundert habe, war, dass er wie ein Magnet war, der die Familie zusammenhielt.

Wie gelang ihm das? Ganz einfach: Er war immer ein guter Zuhörer und Ratgeber. Geduldig hörte er sich jeden Sch… an und gab einen Ratschlag, wie er entscheiden würde und warum. Ein weiterer wichtiger Punkt war der Umgang mit Streit. Er hasste Streit in der Familie und ließ ihn nicht zu. Er erstickte Streit sofort im Keim, indem er die Familienmitglieder zwang, eine Lösung zu finden und sich zu vertragen.

Familientreffen waren für ihn ein Ausdruck von Loyalität. Wer nicht erschien, wurde mit Anrufen bombardiert, bis er doch noch kam.

Das einzige Mal, dass er es zuließ, dass wir nicht erschienen, war am zweiten Weihnachtstag 2002. Minus 20 Grad, Schneefall und Glatteis auf den Straßen. Es war mir zu gefährlich, mit meinen beiden kleinen Kindern und meiner Frau 60 Kilometer Autobahn zu fahren. Er sah es ein und meinte: „Junge, du hast Recht, darauf hätte ich selbst kommen können." Zwei Stunden später stand er mit Schwiegermutter und einem köstlichen Gänsebraten vor unserem Haus. Ich freute mich riesig, und wir hatten einen echt schönen zweiten Weihnachtstag.

Das fand ich klasse. So wollte ich auch sein, wenn ich einmal in seinem Alter wäre. Nun bin ich in seinem Alter und mache es genau wie er. Und siehe da, es funktioniert.

Ich bin wie ein Hütehund, der seine Herde beschützt. Früher war ich ein Wolf, der alles zerstörte und allein sein Ding machte. Heute sehe ich es als meine Aufgabe, meine Familie zusammenzuhalten und zu beschützen, genau wie mein Stiefvater es tat. Es ist eine Rolle, die mir viel bedeutet und die mir zeigt, dass wahre Stärke nicht darin liegt, allein durch das Leben zu gehen, sondern darin, für die Menschen da zu sein, die man liebt.

Meine Bucket-List-verpasste Träume, oder doch nicht?

Unsere Ziele und Lebensplanungen formen unser Leben, ebenso wie unsere Träume und Vorstellungen davon, was wir im Leben erreichen wollen. Doch gefangen in Alltagsproblemen und dem täglichen Trott, verblassen unsere Träume immer mehr, bis sie nur noch ein leiser Hall aus der Vergangenheit sind oder sich völlig auflösen.

Ich kann diese ganzen angeblichen Coaches, die uns mit ihrem auf Pump finanzierten Lebensstil vorgaukeln, wie toll ihr Leben ist, nicht mehr sehen. Die Wahrheit liegt oft weit davon entfernt. Die große Masse der Menschen führt genau das Leben, das ich beschrieben habe: Es besteht aus Arbeit, Verpflichtungen und dem alltäglichen Kampf, unterbrochen von wenigen schönen Augenblicken. Man ist versklavt von seinem Alltag und dem Zwang, Geld zu verdienen, um überhaupt noch einigermaßen vernünftig leben zu können.

Ich für meinen Teil bin abgestumpft, habe resigniert und keine Ziele mehr. Unser Leben wird von irgendwelchen Psychopathen bestimmt, die unsere Welt immer mehr in einen Haufen Scheiße verwandeln und uns mit in den Abgrund reißen. Oder von bekloppten Politikern, die unser Leben zusätzlich erschweren und uns geißeln. Ich hasse dieses Pack. Wenn ich ihre Gesichter auf Plakaten sehe, wünsche ich mir, dass sie alle auf ewig verschwinden und es einen großen Reset gibt.

Ich wachte erst wieder auf, als mein geliebter Schwiegervater starb. Was mich damals bewegte, habe ich bereits im ersten Kapitel dieses Buches beschrieben.

Meine Bucket-List war nie lang; so ein Nonsens wie Fallschirmspringen oder Bungee-Jumping brauche ich nicht, um glücklich zu sein. Meine Liste bestand aus Reisen und einem schönen Leben. Ich wollte immer mit 50 aufhören zu arbeiten und irgendwo in Spanien oder Griechenland in der Sonne leben – ein Haus am Meer und ein einfaches Leben. Mit einigen meiner Geschäftsideen hätte ich es fast geschafft, aber irgendein Mist ist auf der Welt passiert, der mir einen Strich durch die Rechnung gemacht hat.

Wenn deine Träume zerplatzen, bist NICHT DU SCHULD. Ich wage zu behaupten, dass diese teuflische Welt sogar aktiv dafür sorgt, dass DU KEINEN DEINER TRÄUME verwirklichen kannst.

Du sollst billiges Konsum- und Arbeitsvieh bleiben, gefangen und gebunden an deine „Scholle". Am besten...

- ...hoch verschuldet, für irgendwelchen Kram, den du nicht brauchst,

- ...mit einem Haus, das du bis zur Rente abbezahlen musst und wahrscheinlich verlierst, wenn solche Pis...r wie die Grünen mit einem Gesetz kommen, das dich in neue Schulden zwingt,
- ...mit einem auf Pump gekauften Schickimicki-Auto, damit du bei deinen Nachbarn glänzen kannst, die du wahrscheinlich ohnehin scheiße findest,
- ...mit einem Haustier, das dafür sorgt, dass du dich nicht von deiner „Scholle" wegbewegst und jeder Urlaub damit beginnt, das Tier irgendwo unterzubringen,
- ...und mit dem neuesten Technik-Quatsch, damit sie dich rund um die Uhr überwachen und alles nachverfolgen können, was du tust – wann, wo und mit wem du redest und all deine Geheimnisse kennen!

Das Lustige daran ist, dass du noch nicht einmal kapiert hast, in was für einer skurrilen, beschissenen und andauernden Versklavung du lebst!

Als Krönung zeigen sie dir im Fernsehen dann immer die „Schönen und Reichen" und erzählen dir, dass du das auch haben kannst. Was für ein teuflischer, abgrundtief böser Sarkasmus von irgendwelchen narzisstischen Psychopathen inszeniert.

Die Wahrheit ist: Diese „tollen schönen Menschen" sind entweder mit dem „goldenen Löffel" im Mund geboren oder sie wurden künstlich „gepusht", nur um dir zu zeigen, was für ein armseliges Würstchen du bist. Denen geht bei dem Gedanken sicher einer ab, und sie lachen sich kaputt über uns Lemminge.

Schau dir Typen wie die Eigner Amazon oder Tesla an, die lachen dich ganz offen aus und sagen dir ins Gesicht: „Go and fuck yourself."

Dieses asoziale Dreckspack – nennen wir sie Milliardärs-Schmarotzer – wollen, dass du noch mehr ackerst, um zur vermeintlichen Oberschicht zu gelangen. Aber sie wollen sicher nicht, dass es dir irgendwie besser geht, und du wirst es aus den genannten Gründen nie schaffen. Du lebst in einer trügerischen Scheinwelt. Genauso wie es der größte Lügner, Blender und Betrüger aller Zeiten will: der Teufel!

Der Witz ist aber, dass du diesen Lebensstil nie erreichen wirst. Dafür sorgen Spekulanten, Politiker und Betrüger. Sparen lohnt sich auch nicht, weil: die nächste Blase, Börsenkrise oder Währungsreform kommt sicher und nimmt dir dein Erspartes. Oder noch besser: der Staat erhöht mal wieder die Steuern. Von jedem Euro bleiben dir ohnehin nur 47 Cent, wenn man direkte und indirekte Steuern einrechnet. Wenn du dann noch Kreditzinsen zahlen musst, bleibt dir nichts mehr. Und genau so ist das gewollt, damit du schön in diesem Kack-System gefangen bleibst.

Und für was? Damit du kostenlos zum Arzt gehen kannst, und weil alles so schön sauber ist in Shithole-Germany, oder weil alles so schön „sicher" ist? Was für ein Witz! Guck dich um. Die Kohle, die du zahlst, wird für irgendwelche dahergelaufenen, messerschwingenden Fachkräfte verpulvert und für überteuerten Tüdelkram, aber nicht für das, was wichtig ist – nämlich unsere Renten, Schulen, Sicherheit, Polizei und eine funktionierende Infrastruktur.

Also wirst du auch im Alter nicht die Möglichkeit haben, auszubrechen und das Leben zu führen, das du dir wünschst. Denn: Es ist nichts mehr da, oder das, was da ist, ist nichts mehr wert!

Fällt dir etwas auf? Ja genau, ich habe gerade dein Leben beschrieben. Oder?

Wenn dir das klar wird, hast du nur zwei Möglichkeiten:

1. Du änderst nichts, bleibst im Trott, machst das Beste daraus und genießt die wenigen schönen Augenblicke, bis irgendwann der Deckel zu ist. Du findest dich damit ab, dass du einmal im Jahr für drei Wochen in den Urlaub darfst, den du dir aber ohnehin bald nicht mehr leisten kannst, ohne einen Kredit aufzunehmen! Du lebst einfach weiter von Wochenende zu Wochenende.

2. Du hörst auf zu funktionieren, kündigst deinen Job, kündigst deine Kredite, gehst in die Insolvenz, lebst nur noch von Stütze, bist nach drei Jahren schuldenfrei und lebst wie ein Asket auf einem niedrigen Level, bist aber frei von allen Verpflichtungen.

Das Bild sagt viel aus – genau diesen Blick aufs Meer habe ich mir immer gewünscht. Das war bei unserem letzten Griechenland-Urlaub auf der Insel Pserimos in der Ägäis. Oben auf der Klippe stand ein Haus, und von der Terrasse aus hatte man diesen Blick. Aber es wird ein Traum bleiben, aus genau den genannten Gründen.

Und deshalb sage ich dir: „Scheiß auf die Bucket-List, fick dich, Bucket-List!"

Ich für meinen Teil habe erkannt, was los ist, und mir braucht niemand etwas über verpasste Chancen oder Versagen zu erzählen. Auch nicht über zerplatzte Träume. Was zerplatzt ist, entscheide ich selbst und nicht andere.

Wenn das Buch an einigen Stellen zu krass oder beleidigend geschrieben ist, möchte ich mich dafür entschuldigen. Ich wollte meine damaligen Erfahrungen nur genauso rüberbringen, wie ich sie zu jener Zeit empfunden habe. Dazu gehört auch ein etwas krasser Slang, oder wie manche sagen: die Berliner Proleten-Großschnauze.

Mit Schrammen durch eine schwierige Zeit

Wenn ihr dieses Buch bis hierhin gelesen habt, möchte ich euch erst einmal danken. Ich weiß, an einigen Stellen ist es sehr pessimistisch und sarkastisch rübergekommen. Ihr habt euch sicher oft gesagt: "Was ist das für ein Vollidiot?"

Ich denke, ihr dürft das zu Recht denken. Denn mein Leben war an einigen Stellen alles andere als normal oder durchschnittlich. Aber genau das macht das Leben aus. Nicht vielen Menschen ist es vergönnt, solch einen Weg zu gehen. Ich habe viel erlebt, viele Fehler gemacht, aber am Ende sicher auch einige gute Entscheidungen für mich getroffen.

Der erste Schritt in eine bessere Zukunft war, zu erkennen, wer man ist und warum vieles so läuft, wie es läuft. Nur dann ist es möglich, dass man(n) sich ändern kann.

Reflexion und Erkenntnis

„Das Leben wird vorwärts gelebt und rückwärts verstanden." – Søren Kierkegaard

Dieses Zitat des dänischen Philosophen Søren Kierkegaard beschreibt treffend, wie man oft erst im Nachhinein die Bedeutung von Ereignissen und Entscheidungen im Leben begreift. Rückblickend auf meine eigenen Erfahrungen erkenne ich nun klarer, warum ich gewisse Wege eingeschlagen und bestimmte Fehler gemacht habe. Diese Reflexion war essenziell, um mich weiterzuentwickeln und zu wachsen.

Die Bedeutung der Fehler

„Der größte Ruhm im Leben liegt nicht darin, niemals zu fallen, sondern jedes Mal wieder aufzustehen." – Nelson Mandela

Fehler und Rückschläge sind unvermeidliche Teile des Lebens. Sie bieten uns jedoch auch die größten Lernmöglichkeiten. Nelson Mandela betonte die Wichtigkeit des Wiederaufstehens nach einem Fall. In meinem Leben gab es zahlreiche Momente des Scheiterns, aber jedes Mal wieder aufzustehen und weiterzumachen, hat mich letztendlich stärker gemacht.

Selbstverwirklichung und Erkenntnis

„Das Einzige, was wir zu fürchten haben, ist die Furcht selbst." – Franklin D. Roosevelt

Angst kann uns oft davon abhalten, unser volles Potenzial zu entfalten und mutige Entscheidungen zu treffen. Franklin D. Roosevelt erinnerte uns daran, dass Furcht oft der größte Feind ist. Die Überwindung meiner eigenen Ängste war ein entscheidender Schritt auf meinem Weg zur Selbstverwirklichung. Erst als ich lernte, meine Ängste zu konfrontieren und ihnen ins Auge zu sehen, konnte ich wirklich frei und authentisch leben.

Die Suche nach dem Sinn

„Wer ein Warum zum Leben hat, erträgt fast jedes Wie." – Friedrich Nietzsche

Friedrich Nietzsches berühmtes Zitat unterstreicht die Bedeutung eines tiefen, inneren Sinns oder Ziels im Leben. Mein eigener Weg war oft von Sinnsuche geprägt. Zu verstehen, warum ich lebe und was meine Bestimmung ist, hat mir geholfen, selbst die schwierigsten Herausforderungen zu meistern. Es ist dieser Sinn, der uns antreibt und uns die Kraft gibt, durchzuhalten.

Resilienz und Ausdauer

„Es ist nicht der Berg, den wir bezwingen, sondern uns selbst." – Sir Edmund Hillary

Resilienz und Ausdauer sind Schlüsselkomponenten, um schwierige Zeiten zu überstehen. Der Bergsteiger Sir Edmund Hillary, der als Erster den Mount Everest bestieg, wusste, dass die größte Herausforderung oft darin besteht, die eigenen Grenzen zu überwinden. In meinem Leben habe ich immer wieder gelernt, dass es nicht die äußeren Umstände sind, die uns definieren, sondern unsere Fähigkeit, trotz aller Widrigkeiten weiterzumachen.

Akzeptanz und Veränderung

„Die einzige Konstante im Leben ist die Veränderung." – Heraklit

Veränderung ist unvermeidlich und konstant. Der griechische Philosoph Heraklit erkannte dies schon vor Tausenden von Jahren. Mein Leben war von vielen Veränderungen geprägt, und oft habe ich versucht, gegen diese anzukämpfen. Doch je mehr ich lernte, Veränderungen zu akzeptieren und sogar zu begrüßen, desto mehr konnte ich mich weiterentwickeln und wachsen.

Die Kraft der Selbstliebe

„Du selbst, so wie jeder andere im gesamten Universum, verdienst deine Liebe und Zuneigung." – Buddha

Selbstliebe ist der Schlüssel zu einem erfüllten Leben. Oft sind wir unser eigener schärfster Kritiker. Buddha lehrt uns, dass Selbstliebe und Selbstakzeptanz essenziell sind. In meinem Leben habe ich gelernt, mich selbst zu lieben, mit all meinen Fehlern und Unvollkommenheiten. Diese Selbstakzeptanz hat mir geholfen, Frieden mit meiner Vergangenheit zu schließen und positiv in die Zukunft zu blicken.

Gemeinschaft und Unterstützung

„Niemand ist eine Insel." – John Donne

Der englische Dichter John Donne erinnert uns daran, dass wir alle miteinander verbunden sind und Unterstützung brauchen. In den schwierigsten Zeiten meines Lebens habe ich gelernt, wie wichtig es ist, eine starke Gemeinschaft und unterstützende Beziehungen zu haben. Freunde, Familie und Mentoren waren meine Felsen in der Brandung, die mir geholfen haben, durchzuhalten und weiterzumachen.

Die Reise geht weiter

„Es ist nie zu spät, das zu werden, was man hätte sein können." – George Eliot

Dieser Gedanke von George Eliot ist ein ermutigendes Mantra für alle, die das Gefühl haben, zu spät gekommen zu sein. Es ist nie zu spät, sich zu verändern, neue Ziele zu setzen und das Leben zu leben, das man sich immer gewünscht hat. Mein eigener Weg ist ein Beweis dafür, dass Veränderung und Wachstum jederzeit möglich sind, unabhängig von der Vergangenheit.

Letztendlich habe ich nun ein wundervolles Leben. Zwar habe ich meine Träume nicht erfüllen können, aber ich habe eine Familie, die mich liebt, eine Arbeit, die mir Spaß macht, Kollegen, die mich mögen, Freunde, die gern Zeit mit mir verbringen, und ganz wichtig: eine Frau, für die ich der Mittelpunkt bin. Ich kann mich wieder leiden und bin zufrieden mit meinem Leben.

Die Wechseljahre sind und waren bisher eine Tortur, seelisch und körperlich. Ich hoffe, ich konnte euch ein wenig helfen.

Mein Kumpel Tino – ein paar Worte von ihm
Mein Leben in den Wechseljahren

Ich hätte nie gedacht, dass ich jemals über so etwas wie Wechseljahre sprechen würde. Wenn ich ehrlich bin, wusste ich nicht einmal, dass Männer überhaupt Wechseljahre haben können. Aber jetzt, im Alter von 55 Jahren, stehe ich mittendrin und möchte meine Geschichte teilen.

Alles begann vor ein paar Jahren, als ich merkte, dass ich ständig müde war. Früher war ich voller Energie und konnte problemlos lange Arbeitstage und anstrengende Workouts bewältigen. Doch plötzlich fühlte ich mich erschöpft, selbst nach einer vollen Nacht Schlaf. Zunächst schob ich es auf den Stress bei der Arbeit und mein zunehmendes Alter, aber als die Müdigkeit nicht nachließ, begann ich, mir Sorgen zu machen.

Hinzu kamen ständige Stimmungsschwankungen. Ich war gereizt und konnte mich über die kleinsten Dinge aufregen. Das war ganz und gar nicht typisch für mich, und meine Frau und Kinder bemerkten es natürlich auch. Wir stritten häufiger, und ich fühlte mich oft missverstanden und isoliert. Diese emotionale Labilität war beängstigend, und ich fragte mich, was mit mir los war.

Mein Sexualleben litt ebenfalls. Mein Interesse an Sex nahm deutlich ab, und wenn es dann doch einmal so weit war, hatte ich Schwierigkeiten, eine Erektion zu bekommen. Das war frustrierend und peinlich. Ich fühlte mich weniger männlich und begann, mich für meine Probleme zu schämen.

Nachdem ich einige Zeit mit diesen Symptomen gelebt hatte, beschloss ich, einen Arzt aufzusuchen. Mein Urologe, Dr. Heitkamp, hörte sich geduldig meine Beschwerden an und schlug vor, meinen Testosteronspiegel zu überprüfen. Das Ergebnis bestätigte, was ich bereits befürchtet hatte: Mein Testosteronspiegel war deutlich gesunken.

Dr. Heitkamp erklärte mir, dass ich mich in den männlichen Wechseljahren befinde, auch Andropause genannt. Er erläuterte, dass dies ein natürlicher Prozess sei, bei dem die Testosteronproduktion abnimmt, ähnlich wie bei Frauen in den Wechseljahren. Diese Erkenntnis war für mich ein Schock, aber gleichzeitig eine Erleichterung, weil ich nun wusste, dass meine Symptome eine Ursache hatten.

Wir besprachen verschiedene Behandlungsmöglichkeiten, und ich entschied mich für eine Testosteronersatztherapie. Diese Therapie half, meine Energie und mein allgemeines Wohlbefinden zu verbessern. Auch meine Stimmung stabilisierte sich, und ich fühlte mich wieder mehr wie ich selbst. Mein Sexualleben normalisierte sich ebenfalls, was auch meiner Beziehung zu meiner Frau zugutekam.

Neben der medizinischen Behandlung begann ich, meinen Lebensstil anzupassen. Ich achtete mehr auf meine Ernährung, reduzierte Stress und legte besonderen Wert auf regelmäßige Bewegung. Diese Veränderungen machten einen großen Unterschied. Ich fühlte mich fitter und gesünder und konnte besser mit den Herausforderungen des Alltags umgehen.

Ein weiterer wichtiger Aspekt war die soziale Unterstützung. Ich begann, offen mit meiner Familie und engen Freunden über meine Situation zu sprechen. Es war befreiend zu erkennen, dass ich nicht allein war und dass es anderen Männern ähnlich ging. Diese

Gespräche halfen mir, mich weniger isoliert zu fühlen und stärkten mein Selbstvertrauen.

Rückblickend bin ich dankbar, dass ich den Mut hatte, Hilfe zu suchen und offen über meine Probleme zu sprechen. Die männlichen Wechseljahre sind ein Thema, über das noch viel zu wenig gesprochen wird, aber sie sind real und betreffen viele von uns. Es ist wichtig, dass wir Männer uns gegenseitig unterstützen und offen über unsere Erfahrungen sprechen.

Heute fühle ich mich wieder ausgeglichener und kann das Leben genießen, trotz der Herausforderungen, die die Wechseljahre mit sich gebracht haben. Wenn meine Geschichte auch nur einem Mann hilft, den Mut zu finden, sich Unterstützung zu holen und offen über seine Erfahrungen zu sprechen, dann hat sich das Teilen meiner Erlebnisse gelohnt.

Ich und Fremdgehen – nee, fällt aus

Eines Abends, als ich mich wieder einmal von der Müdigkeit und den Stimmungsschwankungen geplagt fühlte, entschied ich mich, alleine auszugehen. Ich wusste, dass meine Freunde Constantin und Tom oft in Striptease-Bars gingen, und obwohl ich das bisher nie für mich in Betracht gezogen hatte, reizte mich die Idee, etwas Neues auszuprobieren.

Ich bin nie fremdgegangen, im Gegensatz zu Constantin, der regelmäßig seine Frau betrog. Doch das Verlangen nach anderen Frauen war immer da, auch wenn ich meine Frau nie betrügen wollte. Deshalb entschied ich mich, in eine Striptease-Bar zu gehen – es schien mir ein sicherer Weg, meine Fantasien auszuleben, ohne wirklich untreu zu werden.

An diesem Abend ging ich in eine der angesagtesten Striptease-Bars der Stadt. Das schummrige Licht und die laute Musik halfen mir, meine Sorgen für einen Moment zu vergessen. Ich setzte mich an die Bar, bestellte einen Whisky und ließ meinen Blick durch den Raum schweifen. Auf der Bühne tanzte eine attraktive Frau, deren Bewegungen die Aufmerksamkeit aller im Raum fesselten.

Während ich dort saß und meinen Drink genoss, kam eine der Tänzerinnen auf mich zu. Sie war atemberaubend schön, mit langen, dunklen Haaren und einem verführerischen Lächeln. „Möchtest du einen privaten Tanz?" fragte sie mit einer Stimme, die mir einen Schauer über den Rücken jagte.

Zögernd nickte ich und folgte ihr in einen abgetrennten Bereich. Der Raum war kleiner und intimer, mit weichen Sofas und gedämpftem Licht. Sie begann zu tanzen, und für einen Moment vergaß ich all meine Probleme und den Stress, der mich seit Monaten verfolgte. Ihre Bewegungen waren hypnotisierend, und ich konnte nicht anders, als mich in dem Moment zu verlieren.

Doch während des Tanzes schossen mir Gedanken durch den Kopf. Ich dachte an meine Frau zu Hause, an die Jahre, die wir zusammen verbracht hatten, und an die Schwierigkeiten, die wir gemeinsam überwunden hatten. Obwohl ich den Tanz genoss, fühlte ich mich gleichzeitig schuldig. Ich wusste, dass dies nicht der Weg war, um meine inneren Konflikte zu lösen.

Nach dem Tanz bedankte ich mich bei der Tänzerin und verließ die Bar. Als ich in die kühle Nacht hinaustrat, fühlte ich eine Mischung aus Erleichterung und Reue. Ich war froh, dass ich meiner Frau nicht wirklich untreu geworden war, aber ich erkannte auch, dass diese Erlebnisse nur ein temporäres Ventil für meine Probleme waren.

Ich beschloss, dass ich mehr tun musste, um die Ursachen meiner inneren Unruhe zu verstehen und anzugehen. Es war klar, dass ich mit jemandem über meine Gefühle und meine Ängste sprechen musste – vielleicht mit einem Therapeuten oder einem engen Freund. Diese Erfahrung in der Striptease-Bar war ein Weckruf, dass ich mich meinen Problemen stellen musste, anstatt sie zu verdrängen.

Von diesem Tag an begann ich, mich intensiver mit meinen Gefühlen auseinanderzusetzen und nach langfristigen Lösungen zu suchen. Ich redete mehr mit meiner Frau und suchte professionelle Hilfe. Diese Entscheidungen halfen mir, meine Balance wiederzufinden und meine Ehe zu stärken.

Die Erinnerung an diesen Abend bleibt in meinem Gedächtnis eingebrannt, nicht als Moment des Vergnügens, sondern als Wendepunkt in meinem Leben. Es war der Moment, in dem ich erkannte, dass ich Verantwortung übernehmen und proaktiv an meinem Wohlbefinden arbeiten musste, anstatt vor meinen Problemen davonzulaufen.

Conny der Hallodry-Romance vor Bromance

Eines Abends entschied ich, meine Frau zu einem schönen Abendessen auszuführen. Wir hatten in letzter Zeit viele Herausforderungen zu bewältigen, und ich dachte, dass ein romantischer Abend uns gut tun würde. Wir wählten ein schickes Restaurant in der Innenstadt, das für seine gemütliche Atmosphäre und exzellente Küche bekannt war.

Wir hatten gerade unser Hauptgericht bestellt, als ich im Augenwinkel eine vertraute Gestalt erkannte. Es war Constantin, mein bester Freund, der gerade das Restaurant betrat. Doch er war nicht mit seiner Frau da – an seiner Seite war eine auffällig attraktive Frau, die definitiv nicht seine Ehefrau war. Sie lachten und hielten Händchen, offensichtlich in einer intimen Stimmung.

Mein Herz setzte einen Schlag aus. Ich wusste, dass Constantin Affären hatte, aber ich hatte es bisher immer geschafft, mich aus seinen Eskapaden herauszuhalten. Seine Frau war eine liebe Freundin meiner Frau, und die Spannung zwischen Loyalität zu meinem Freund und Ehrlichkeit gegenüber meiner Frau war ständig präsent.

„Ist das nicht Constantin?" fragte meine Frau plötzlich und drehte sich halb um, um einen besseren Blick zu bekommen. Schnell griff ich nach ihrer Hand und zog sie sanft zurück. „Lass uns nicht neugierig sein", sagte ich, in der Hoffnung, ihre Aufmerksamkeit abzulenken. Doch ihr misstrauischer Blick zeigte, dass sie bereits Verdacht geschöpft hatte.

„Warum verhältst du dich so seltsam?" fragte sie und sah mich durchdringend an. Ich konnte fühlen, wie mein Gesicht heiß wurde. „Ich will einfach nur, dass wir unseren Abend genießen", antwortete ich und bemühte mich, ruhig zu bleiben. Doch innerlich tobte ein Sturm.

Während des restlichen Abends versuchte ich, meine Frau abzulenken und sie von Constantin fernzuhalten. Wir wechselten mehrmals die Sitzposition, und ich achtete darauf, dass sie ihn nicht wieder sah. Jedes Mal, wenn sie fragte, warum ich so nervös war, erfand ich eine neue Ausrede. Ich fühlte mich elend dabei, sie anzulügen, aber ich wollte nicht, dass sie in Constantins Chaos hineingezogen wurde.

Nach dem Dessert schlug ich vor, dass wir uns den Nachtisch zu Hause gönnen und einen gemütlichen Filmabend machen. Meine Frau stimmte zu, aber ich konnte sehen, dass sie nicht überzeugt war. Wir verließen das Restaurant, und ich war erleichtert, als wir endlich im Auto saßen und auf dem Weg nach Hause waren.

Zu Hause fragte meine Frau noch einmal: „Sag mir die Wahrheit, hast du gewusst, dass Constantin eine Affäre hat?" Ich zögerte, aber schließlich nickte ich. „Ja, ich wusste es. Aber ich wollte nicht, dass du es erfährst, weil ich dachte, es würde dich belasten."

„Natürlich belastet es mich", sagte sie. „Nicht nur, weil er unsere Freundin betrügt, sondern auch, weil du es wusstest und mir nichts gesagt hast."

Diese Worte trafen mich tief. Ich hatte geglaubt, meine Frau zu schützen, aber in Wirklichkeit hatte ich ihr Vertrauen verletzt. Ich entschuldigte mich und versprach, in Zukunft ehrlicher zu sein.

Dieser Abend war ein Wendepunkt für mich. Ich erkannte, dass Loyalität gegenüber einem Freund nicht bedeutete, seine schlechten Entscheidungen zu unterstützen oder zu vertuschen. Von da an entschied ich, meine Werte und Integrität an erster Stelle zu setzen, auch wenn es bedeutete, schwierige Gespräche zu führen und ehrliche Wahrheiten auszusprechen.

Constantin und ich haben seitdem über seine Affären gesprochen, und ich habe ihm klargemacht, dass ich sein Verhalten nicht unterstützen kann. Er musste seine eigenen Entscheidungen treffen, aber ich wusste, dass ich nicht länger „dichthalten" würde, wenn es auf Kosten der Ehrlichkeit und des Vertrauens in meinen eigenen Beziehungen ging.

Conny und Isabell -Katastrophe vorprogrammiert-

Es war ein warmer Sommermorgen, als Constantin und ich uns auf unsere lang geplante Motorradtour begaben. Wir hatten uns beide eine Woche freigenommen, um die Freiheit auf zwei Rädern zu genießen und durch malerische Landschaften zu fahren. Unsere erste Station war ein großes Bikertreffen, von dem wir gehört hatten, dass es jedes Jahr Hunderte von Motorradbegeisterten anzieht.

Die Fahrt dorthin war atemberaubend. Wir fuhren durch endlose Landstraßen, vorbei an Feldern und Wäldern, und genossen die Geschwindigkeit und den Wind in unseren Gesichtern. Als wir schließlich das Treffen erreichten, war die Atmosphäre elektrisierend. Überall waren Motorräder in allen Formen und Größen, laute Musik und ein Meer von Lederjacken und Helmen.

Wir stellten unsere Maschinen ab und mischten uns unter die Menge. Es dauerte nicht lange, bis Constantin, der immer ein Auge für attraktive Frauen hatte, eine schöne Frau entdeckte. Sie stand bei einem Stand, an dem Zubehör für Motorräder verkauft wurde, und lachte mit dem Verkäufer. Sie hatte lange, blonde Haare und strahlende blaue Augen. Constantin konnte seine Blicke kaum von ihr abwenden.

„Ich glaube, ich habe jemanden gefunden, mit dem ich den Rest des Tages verbringen möchte", sagte er grinsend zu mir und deutete auf die Frau. Ich nickte und konnte ein Lächeln nicht unterdrücken. Constantin hatte schon immer eine Schwäche für schöne Frauen.

Er ging auf sie zu und stellte sich vor. „Hi, ich bin Constantin. Du siehst aus, als wärst du auch eine leidenschaftliche Bikerin." Sie lächelte zurück und stellte sich als Isabell vor. Sie unterhielten sich eine Weile und schienen sofort eine Verbindung zu haben. Es war, als wären sie füreinander bestimmt, zumindest für diesen Tag.

Während Constantin und Isabell miteinander beschäftigt waren, schlenderte ich alleine durch das Treffen, traf andere Biker und tauschte Geschichten aus. Nach einer Weile sah ich, wie Constantin und Isabell zusammen lachten und sich offensichtlich prächtig amüsierten. Sie entschieden sich, eine kleine Tour in der Umgebung zu machen, und Constantin fragte, ob ich mitkommen wolle. Ich lehnte ab, weil ich ihnen etwas Privatsphäre gönnen wollte.

Als sie zurückkamen, war es bereits Abend. Die Sonne ging unter und tauchte das Treffen in ein warmes, goldenes Licht. Constantin und Isabell strahlten. Es war offensichtlich, dass sie den Tag genossen hatten. Wir setzten uns alle zusammen an ein Lagerfeuer, das die Veranstalter entzündet hatten, und erzählten Geschichten bis spät in die Nacht.

Am nächsten Morgen war Isabell verschwunden. Constantin erzählte mir, dass sie sich verabschiedet hatte, während ich noch schlief, und dass sie ihm ihre Telefonnummer gegeben hatte. Er wirkte enttäuscht, aber auch zufrieden mit dem, was sie zusammen erlebt hatten.

Auf der restlichen Tour sprachen wir oft über den Tag und die Begegnung mit Isabell. Es war einer dieser Momente, die man nicht plant, die aber dennoch perfekt sind. Auch wenn ihre Wege sich nach diesem Treffen trennten, wusste ich, dass diese Erinnerung für immer in unseren Köpfen bleiben würde.

Dieser Tag zeigte mir, wie spontan und aufregend das Leben manchmal sein kann. Man weiß nie, wen man trifft oder welche

Abenteuer auf einen warten. Und obwohl Constantin und ich unterschiedliche Wege gingen, was Beziehungen anging, verband uns doch die Liebe zur Freiheit und zur Straße.

Drugs & Rock 'n' Roll – Never ever

Ich habe in meinem Leben noch nie harte Drogen angefasst. Dazu zählen für mich Koks, Marihuana und anderes Teufelszeug. Das war für mich immer ein Tabu, da ich es hasse, die Kontrolle zu verlieren. Sicher braucht man auch eine gewisse Veranlagung, um das Zeug anzurühren und toll zu finden. Ich brauchte sowas nie, auch keine Zigaretten. Das Einzige ist vielleicht eine gute kubanische Zigarre zu Weihnachten oder im Urlaub.

Was ich allerdings immer gern mochte, war ein guter Whisky oder Rum. Allerdings auch nur bis zu einem gewissen Punkt. Ich war in meinem ganzen Leben noch nie so betrunken, dass ich nicht mehr nach Hause gefunden habe. Meist geht es über angeschwipst sein nicht hinaus. In der Zeit, in der der Druck am größten war, habe ich allerdings fast keinen Tag ausgelassen, an dem ich mir am Abend keinen Whisky reingezogen habe. Oder einen halben Liter Bier. Meine Frau fragte mich öfter, ob ich mich langsam zu einem Alki entwickeln will. Mir selbst ist das gar nicht so bewusst aufgefallen, aber es war zum Schluss fast jeder Abend im Halbrausch. Ich brauchte das einfach, um runterzukommen und meinen Geist zu beruhigen.

Wenn ich einigermaßen einen in der Rübe hatte, konnte ich definitiv besser einschlafen. Das ist bestimmt das Gefährliche am Alkohol. Letztendlich benötigt der Körper immer größere Mengen, damit der Effekt eintritt. So ist der Schritt zum Alkoholismus sicher nicht weit. Oft war es so, wenn mich meine Frau fragte, ob wir ein Glas Wein trinken wollen, trank sie ein Glas und ich den Rest der Flasche. Klar, dass sie irgendwann keine Lust mehr hatte, mit mir ein gepflegtes Glas Wein zu trinken, weil es bei mir immer in einer Sauforgie endete.

Ich erkannte das erst nach circa einem Jahr und habe dann den Alkohol verbannt, um runterzukommen. Stattdessen habe ich angefangen, mir Kopfhörer aufzusetzen und Hörbücher anzuhören. Das ist so, als wenn dir deine Eltern vor dem Schlafengehen ein Märchen vorgelesen haben. Ich schlief dann meist beim Anhören ein und war in kürzester Zeit völlig entspannt.

Die Folgen des Alkoholkonsums

Alkohol hat eine tiefgreifende Wirkung auf den menschlichen Körper und Geist. Was als gelegentlicher Genuss beginnt, kann sich schnell zu einer zerstörerischen Gewohnheit entwickeln, die sowohl die körperliche Gesundheit als auch das psychische Wohlbefinden beeinträchtigt.

Körperliche Auswirkungen:

1. **Leber:** Die Leber ist das Hauptorgan, das Alkohol abbaut. Bei regelmäßigem Konsum muss die Leber härter arbeiten, um den Alkohol zu verstoffwechseln, was zu Leberentzündungen und langfristig zu Leberzirrhose oder Leberkrebs führen kann. Die Leberzellen werden geschädigt, und es kann zu einer Vernarbung des Lebergewebes kommen, was die Funktion des Organs erheblich beeinträchtigt.
2. **Herz:** Alkoholkonsum kann das Herz schädigen. Langfristig kann er zu Bluthochdruck, Herzrhythmusstörungen und einer vergrößerten Herzkammer führen. Chronischer Alkoholmissbrauch erhöht das Risiko von Herzinfarkten und Schlaganfällen.
3. **Magen-Darm-Trakt:** Alkohol reizt die Magenschleimhaut und kann zu Gastritis und Magengeschwüren führen. Er beeinträchtigt auch die Nährstoffaufnahme im Darm, was zu Mangelerscheinungen und Gewichtsverlust führen kann.
4. **Bauchspeicheldrüse:** Alkohol kann die Bauchspeicheldrüse entzünden, was zu Pankreatitis führen kann. Diese Entzündung kann akut oder chronisch sein und schwerwiegende Folgen für die Verdauung und den Blutzuckerspiegel haben.
5. **Immunsystem:** Regelmäßiger Alkoholkonsum schwächt das Immunsystem, was die Anfälligkeit für Infektionen erhöht. Der Körper ist weniger in der Lage, Bakterien und Viren zu bekämpfen, was zu häufigeren und schwereren Krankheitsverläufen führen kann.

Psychische Auswirkungen:

1. **Gehirn:** Alkohol wirkt als Depressivum auf das zentrale Nervensystem. Kurzfristig führt er zu verminderter Hemmung und einem Gefühl der Entspannung. Langfristig kann er jedoch das Gehirn schädigen, was zu

Gedächtnisverlust, Konzentrationsproblemen und dauerhaften kognitiven Beeinträchtigungen führt.

2. **Stimmung und Verhalten:** Alkohol verändert die Neurotransmitter im Gehirn, was zu Stimmungsschwankungen, Angstzuständen und Depressionen führen kann. Diese Veränderungen können auch aggressives Verhalten und eine erhöhte Neigung zu riskanten Handlungen begünstigen.

3. **Suchtverhalten:** Alkohol kann schnell süchtig machen. Der Körper entwickelt eine Toleranz, was bedeutet, dass man immer mehr trinken muss, um die gleiche Wirkung zu erzielen. Dies kann in einen Teufelskreis aus Abhängigkeit und Entzugserscheinungen führen, wenn der Alkoholkonsum reduziert oder eingestellt wird.

Langfristige Folgen:

Die langfristigen Folgen des Alkoholmissbrauchs sind gravierend und oft irreversibel. Chronische Krankheiten, geistiger Verfall und soziale Isolation sind nur einige der möglichen Auswirkungen. Die körperlichen Schäden können zu einem frühen Tod führen, während die psychischen und sozialen Folgen die Lebensqualität erheblich mindern.

Alkohol bietet eine trügerische Zuflucht, die letztendlich mehr Schaden anrichtet als Nutzen bringt. Die Kontrolle zu verlieren, bedeutet nicht nur, sich selbst zu schaden, sondern auch das Leben der Menschen um einen herum negativ zu beeinflussen. Es ist ein langer, harter Weg, um die Abhängigkeit zu überwinden und die Gesundheit wiederherzustellen, aber es ist ein notwendiger Schritt, um ein erfülltes und gesundes Leben zu führen.

Gesunde Alternativen zu Alkohol

Der Griff zur Flasche mag wie eine einfache Lösung erscheinen, um den Stress des Alltags zu bewältigen und sich zu entspannen. Doch wie wir gesehen haben, bringt Alkohol langfristig mehr Schaden als Nutzen. Es gibt jedoch viele gesunde Alternativen, die helfen können, Stress abzubauen und die Entspannung zu fördern, ohne die negativen Folgen des Alkoholmissbrauchs.

1. Sport und Bewegung:

Regelmäßige körperliche Aktivität ist eine der effektivsten Methoden, um Stress abzubauen und das allgemeine Wohlbefinden zu verbessern. Sport setzt Endorphine frei, die sogenannten Glückshormone, die das Gefühl der Entspannung und Zufriedenheit fördern. Ob Laufen, Schwimmen, Radfahren oder Yoga – es gibt unzählige Möglichkeiten, den Körper in Bewegung zu bringen und dabei den Geist zu beruhigen.

2. Meditation und Achtsamkeit:

Meditation und Achtsamkeitsübungen sind hervorragende Techniken, um den Geist zu beruhigen und im Moment zu leben. Durch die Konzentration auf den Atem und das bewusste Wahrnehmen der eigenen Gedanken und Gefühle kann man lernen, Stress abzubauen und inneren Frieden zu finden. Es gibt zahlreiche Apps und Online-Kurse, die dabei helfen, Meditation in den Alltag zu integrieren.

3. Lesen und Hörbücher:

Sich in ein gutes Buch zu vertiefen oder einem spannenden Hörbuch zu lauschen, kann eine wunderbare Möglichkeit sein, dem Alltag zu entfliehen und sich zu entspannen. Bücher bieten eine Flucht in andere Welten und können helfen, die Gedanken von den eigenen Sorgen abzulenken. Hörbücher haben den zusätzlichen Vorteil, dass man sie überall hören kann, sei es beim Spazierengehen, beim Kochen oder vor dem Einschlafen.

4. Kreative Aktivitäten:

Kreative Tätigkeiten wie Malen, Zeichnen, Schreiben oder Musizieren können ebenfalls zur Entspannung beitragen. Sie bieten die Möglichkeit, sich auszudrücken und gleichzeitig den Geist zu beruhigen. Kreativität fördert das Gefühl der Erfüllung und hilft, den Alltagsstress zu vergessen.

5. Soziale Interaktionen:

Zeit mit Freunden und Familie zu verbringen, kann eine wertvolle Quelle der Entspannung und des Wohlbefindens sein. Soziale Unterstützung ist wichtig, um Stress abzubauen und sich geliebt und geschätzt zu fühlen. Gemeinsame Aktivitäten, sei es ein Spieleabend, ein gemeinsames Essen oder einfach nur ein Spaziergang, können helfen, den Kopf frei zu bekommen und positive Emotionen zu fördern.

6. Entspannungstechniken:

Techniken wie progressive Muskelentspannung, Atemübungen oder autogenes Training können helfen, den Körper zu entspannen und den Geist zu beruhigen. Diese Methoden sind leicht zu erlernen und können überall angewendet werden, um Stress abzubauen und sich zu entspannen.

7. Natur und Gartenarbeit:

Zeit in der Natur zu verbringen, hat eine beruhigende Wirkung auf Körper und Geist. Ob ein Spaziergang im Park, Wandern in den Bergen oder einfach nur das Sitzen im eigenen Garten – die Natur bietet eine wunderbare Möglichkeit, den Alltagsstress hinter sich zu lassen. Gartenarbeit kann zudem therapeutisch wirken und das Gefühl der Verbundenheit mit der Natur stärken.

8. Musik und Tanz:

Musik hat eine starke emotionale Wirkung und kann helfen, sich zu entspannen und die Stimmung zu heben. Ob das Hören von beruhigender Musik, das Singen oder Tanzen – Musik bietet viele Möglichkeiten, Stress abzubauen und Freude zu erleben.

9. Tee und Kräuter:

Anstelle von Alkohol kann eine Tasse beruhigender Kräutertee eine wohltuende Alternative sein. Kräuter wie Kamille, Lavendel oder Melisse sind bekannt für ihre entspannenden Eigenschaften und können helfen, den Geist zu beruhigen und den Schlaf zu fördern.

10. Professionelle Hilfe:

Manchmal ist es schwierig, allein mit Stress und Angst umzugehen. In solchen Fällen kann professionelle Unterstützung durch einen Therapeuten oder Berater hilfreich sein. Therapie und Beratung bieten Werkzeuge und Strategien, um mit Stress umzugehen und gesunde Bewältigungsmechanismen zu entwickeln.

Die Reise zur Entspannung und zum Stressabbau ohne Alkohol mag eine Herausforderung sein, aber sie ist es wert. Es gibt viele gesunde Alternativen, die nicht nur den Geist beruhigen, sondern auch das körperliche Wohlbefinden fördern. Indem wir neue Wege finden, um uns zu entspannen und runterzukommen, können wir ein erfüllteres und gesünderes Leben führen.

Natürliche Präparate zur Unterstützung des Einschlafens

Der Kampf mit dem Schlaf ist für viele Menschen eine tägliche Herausforderung. Schlaflosigkeit kann das tägliche Leben erheblich beeinträchtigen, und der Griff zu verschreibungspflichtigen

Schlafmitteln ist oft mit Nebenwirkungen verbunden. Glücklicherweise gibt es eine Reihe natürlicher Präparate, die das Einschlafen unterstützen können, ohne die unerwünschten Nebenwirkungen zu verursachen, die synthetische Medikamente mit sich bringen.

1. Melatonin:

Melatonin ist ein Hormon, das der Körper natürlich produziert und das den Schlaf-Wach-Rhythmus reguliert. Melatoninpräparate können besonders hilfreich sein, wenn der natürliche Schlaf-Wach-Rhythmus gestört ist, zum Beispiel bei Jetlag oder Schichtarbeit. Melatonin wird in niedrigen Dosen eingenommen und hat wenige bis keine Nebenwirkungen, wenn es kurzfristig verwendet wird.

2. Magnesium:

Magnesium ist ein essentielles Mineral, das eine wichtige Rolle bei vielen körperlichen Funktionen spielt, darunter die Muskelentspannung und die Regulierung des Nervensystems. Magnesiumpräparate können helfen, den Körper zu entspannen und die Schlafqualität zu verbessern. Sie sind in verschiedenen Formen erhältlich, darunter Tabletten, Pulver und transdermale Anwendungen (wie Magnesiumöl).

3. Baldrian:

Baldrian ist ein pflanzliches Mittel, das seit Jahrhunderten zur Förderung des Schlafs und zur Linderung von Angstzuständen verwendet wird. Baldrianwurzel ist in Form von Kapseln, Tabletten, Tinkturen und Tees erhältlich. Es hat eine beruhigende Wirkung und kann helfen, schneller einzuschlafen und die Schlafqualität zu verbessern.

4. Passionsblume:

Passionsblume ist ein weiteres pflanzliches Mittel, das für seine beruhigenden und angstlösenden Eigenschaften bekannt ist. Sie wird oft in Kombination mit Baldrian und anderen beruhigenden Kräutern verwendet, um den Schlaf zu fördern. Passionsblume ist in Form von Kapseln, Tabletten, Tinkturen und Tees erhältlich.

5. L-Theanin:

L-Theanin ist eine Aminosäure, die hauptsächlich in grünem Tee vorkommt. Es hat beruhigende Eigenschaften und kann helfen, die Entspannung zu fördern, ohne Schläfrigkeit zu verursachen. L-Theanin-Präparate können helfen, den Geist zu beruhigen und die

Schlafqualität zu verbessern, insbesondere wenn sie vor dem Schlafengehen eingenommen werden.

6. Ashwagandha:

Ashwagandha ist ein adaptogenes Kraut, das in der traditionellen indischen Medizin (Ayurveda) verwendet wird. Es hilft, den Körper an Stress anzupassen und fördert die Entspannung. Ashwagandha kann helfen, den Cortisolspiegel zu senken und die Schlafqualität zu verbessern. Es ist in Form von Kapseln, Pulvern und Tinkturen erhältlich.

7. Zitronenmelisse:

Zitronenmelisse ist ein weiteres beruhigendes Kraut, das seit Jahrhunderten zur Förderung des Schlafs und zur Linderung von Stress verwendet wird. Es hat milde sedierende Eigenschaften und kann in Form von Kapseln, Tees und Tinkturen eingenommen werden.

8. Lavendel:

Lavendel ist für seine beruhigenden und schlaffördernden Eigenschaften bekannt. Lavendelöl kann in einem Diffusor verwendet werden, um den Raum zu beruhigen, oder direkt auf die Haut aufgetragen werden (verdünnt mit einem Trägeröl). Lavendeltee kann ebenfalls eine entspannende Wirkung haben und den Schlaf fördern.

9. Glycin:

Glycin ist eine Aminosäure, die als Neurotransmitter im zentralen Nervensystem wirkt. Es hat eine beruhigende Wirkung und kann helfen, die Schlafqualität zu verbessern. Glycin ist in Form von Pulver und Kapseln erhältlich und kann vor dem Schlafengehen eingenommen werden.

10. Kamille:

Kamille ist eines der bekanntesten Kräuter für die Förderung des Schlafs. Kamillentee ist eine einfache und angenehme Methode, um vor dem Schlafengehen zu entspannen. Kamille hat milde beruhigende Eigenschaften und kann helfen, den Geist zu beruhigen und die Schlafqualität zu verbessern.

Diese natürlichen Präparate bieten eine sanfte und effektive Möglichkeit, den Schlaf zu fördern und die Schlafqualität zu verbessern, ohne die Nebenwirkungen, die oft mit verschreibungspflichtigen Schlafmitteln verbunden sind. Es ist jedoch immer ratsam, vor der Einnahme neuer Präparate einen Arzt zu konsultieren, besonders wenn bereits gesundheitliche Probleme bestehen oder andere Medikamente eingenommen werden. Mit den richtigen Ansätzen und Hilfsmitteln kann der Weg zu einem erholsamen Schlaf deutlich erleichtert werden.

Love-Letter – the biggest fool

Brief meiner Frau an mich 2024:

„Ich habe immer darauf gewartet, dass Du endlich bereit bist, darauf gewartet dass deine Unsicherheit verschwindet, gewartet dass Du mit mir sprichst, gewartet dass Du Dich für mich entscheidest, gewartet bis Du endlich meinen Wert erkennst. Wenn ich zugelassen hätte, dass Du immer weiter so machst, würde ich wahrscheinlich heute noch warten. Ich wollte uns so viele Chancen geben können, vielleicht habe ich das ja bereits.

Ich habe so gehofft und gewartet, dass du dich ändern würdest, dass du mich endlich sehen würdest und wie großartig wir sein könnten, wenn du uns eine echte ehrliche Chance gegeben hättest. Aber das konntest du nie tun, oder? Du warst so emotional geschädigt, hast mich so weit wie möglich von deinem Herzen ferngehalten.

Du warst alles, wovon ich geträumt habe. Du hast gesehen, wie tief meine Liebe zu Dir war und du hast diese Tatsache zu deinem Vorteil genutzt.

Ich stand nie ganz oben auf deiner Prioritätenliste und das hast du mir oft zu spüren gegeben.

Ich war jemand, der sich mit den Teilen deiner Aufmerksamkeit und den Teilen deiner Zuneigung begnügt hat.

Das war mein größter Fehler, weil ich dir erlaubt habe, mich schlecht zu behandeln. Indem ich mich zufriedengegeben habe, wurde ich zu nichts mehr, als eine Option und das ist das Niedrigste, was du jemandem bedeuten kannst, der deine Priorität ist.

Indem ich mich weniger, als ich verdiente, begnügte, zog ich mich immer wieder selbst in Mitleidenschaft.

Indem ich an deiner Seite blieb, brach ich mir immer wieder das Herz.

Das Einzige, was mir die Augen öffnen konnte, waren Tränen und viele von ihnen. Ich fühle mich nicht mehr. Ich gab dir alles von mir: Liebe, Verständnis, Respekt und Engagement und du hast nie versucht, dasselbe zu tun.

Du hast mich einfach fertig gemacht. Mich für selbstverständlich gehalten und du hast angenommen, dass du immer so weiter machen könntest.

Du dachtest, ich würde auch, glaub ich, irgendwann genug haben. Ich fühlte, als würde das mich immer wieder dahin hinführen, dass du mich enttäuschst.

Jedes Mal, wenn ich etwas für dich getan habe, hast du es geglaubt. Du warst eifersüchtig, als ich zu jemandem gesprochen habe.

Ich musste mein Herz beschützen, denn es konnte nicht aus meinem Leben kommen und gehen lassen. Es gab Momente, wo du niemanden sonst für dich hattest und ich war für dich da.

Ich tat dir nie weh, ich war für dich da, als niemand sonst da war. Du warst es wert, als du mich brauchtest und ich selbst das aus meiner Ahnung.

Ich habe dich geschätzt und dich so respektiert, wie du warst. Ich wollte dich nicht ändern, ich wollte nur, dass du für mich dasselbe fühlst, was ich für dich gefühlt habe.

Ich habe dir immer zugehört. Ich habe versucht, deine Bedürfnisse zu erfüllen, und ich habe versucht, dir gleichzeitig zu machen.

Ich wollte, dass es mit uns klappt, und das ist der Hauptgrund, warum ich so sehr für unsere Liebe gekämpft habe.

Was ich getan habe, habe ich nicht getan, damit du mir dafür dankst. Ich habe es nicht getan, damit du das Gefühl hast, mir etwas schuldig zu sein. Ich habe es getan, weil ich es wollte. Ich habe es getan, weil ich dachte, dass du es verdienst. Ich habe es getan, weil es das Richtige war und weil ich dich richtig lieben wollte.

Manchmal fühle ich mich noch als Opfer. Inzwischen weiß ich, dass ich den größten Fehler meines Lebens gemacht habe, wenn ich dich gehen gelassen habe.

Ich war enttäuscht und gedemütigt, habe mich selbst als wertlos gefühlt und war mir meiner Gefühle sehr unsicher.

Ich konnte nicht sagen, ich denke nur an dich, denn vielmehr ist es ein einziger Gedanke, der mich nicht loslässt, und dann eine Frage in meinem Herzen, warum es so ist, weil ich es nicht wissen will.

Ich will dich, ich will uns, ich will alles, alles was uns ausmacht. Ich will, dass du meine Hand hältst oder einarmst und mich küsst und einfach nur bei mir sein.

Ich will lachen und mit dir zusammen sein und von dir getröstet werden. Ich will deinen Atem auf mir spüren. Ich will dich aufstehen und auf dich zeigen, und alles soll wieder zurück ins Licht. Ich will mich so eng an dich anlehnen, wie es nur geht und wir uns einfach nur geborgen und sicher fühlen.

Die schönsten Momente in unserem Leben sind die, bei denen wir lachen, mit sein, wenn wir uns erinnern. Diese Erinnerungen sind in unseren Herzen und gehen niemals verloren. Von all den Beziehungen, die ich bisher hatte, war die mit dir die schmerzhafteste."

Nach unserer Fast-Trennung habe ich mich grundlegend geändert und alles dafür getan das meine Frau wieder Vertrauen zu mir gewinnt. Wir sind einen Riesenschritt nach vorn gegangen, unsere Ehe ist schöner als jemals zuvor.

Hier ihr Liebensbrief zu unserem 13. Hochzeitstag, ein Jahr nach dem Auffliegen meiner Affäre.

„Mein geliebter Schatz, ich bin vielleicht keine Traumfrau, aber ich kann Dir aus tiefstem Herzen sagen, dass ich bin, die, die Dich in saubere Stoffe hüllt. Ich bin die, die Dich wärmt, wenn Dir kalt ist.

Ich bin die, die Dich krault und streichelt, wenn Du schlafen und entspannen willst.

Ich bin die, die Dich hält, wenn Du traurig bist. Ich bin die, die Dich hegt und pflegt, wenn Du krank bist. Ich bin die, die Dir in allen Situationen den Rücken stärkt.

Ich bin die, die Dich nie aufgegeben hat. Ich bin die, die Dich nie im Stich gelassen hat. Ich bin die, die immer für Dich da war.

Ich bin die, die Dich aus tiefstem Herzen liebt.

Ich bin die, die an Deiner Seite steht.

Ich bin die, die Dich wieder aufrichtet, wenn Du es allein nicht schaffst. Ich bin die, die in Dich ihre Schuld und es warm tut und ich bin die, die Dich auffängt, wenn Du fällst.

Was bedeutet schon Traumfrau, denn ich bin die Frau an Deiner Seite und werde dableiben.

Alles Liebe zum 13. Hochzeitstag."

Das war der zweite Liebesbrief in meinem Leben der mich richtig und tief berührt hat. Ich erkannte nun endlich was für eine starke Frau ich an meiner Seite habe, was für ein Glück ich habe und wie dankbar ich sein sollte für die zweite und letzte Chance.

Wie hätte mein Leben jetzt wohl ausgesehen, wenn wir uns getrennt hätten? Ich denke das wäre in einer absoluten Katastrophe für uns beide geendet. Ab dann allein durchs Leben zu gehen wäre unsagbar ätzend.

Wenn ich das Wissen von heute gehabt hätte, wäre ich viel schneller dabei gewesen mir Hilfe zu holen. Man(n) kann nicht alles mit sich selbst ausmachen, auch wenn wrir Männern gern dazu neigen unseren Problemen selbst ohne fremde Hilfe zu lösen.

Aber einige Dinge kannst Du Dir nicht allein beibringen. Das ist wie ein neues Handwerk, dort holt man(n) sich auch Hilfe im Baumarkt und lässt sich beraten, um Fehler zu vermeiden. Nur bei unserer eigenen Baustelle sind wir zu feige jemanden um Hilfe zu fragen.

Vielleicht liegt es auch daran das wir vor Jahrtausenden, auf uns allein gestellt, Probleme lösen mussten, um gesund und mit Beute zu unserer Familie zurückzukehren. Deshalb denke ich sitzt diese Strategie der Problemlösung tief in uns und ist tief in unserem Denken verankert.

Der Titel des Buches ist ja „die ungeschönte Wahrheit", der müssen wir einfach einmal ins Auge blicken.

In den letzten Jahren habe ich so oft erleben müssen das ich mit meiner Einschätzung falsch lag. Dazu ist das Leben zu komplex geworden, es gibt keine einfachen Antworten mehr. Wen man es sich einfach macht, kommt oft nur Murks raus.

Ein guter Ratgeber ist mir meine Frau geworden. Das war sie einfach schon immer, ich habe nur nie richtig zugehört. Sie hat einen klaren Blick auf viele Situationen und gibt mir komischerweise immer die richtigen Ratschläge. Insbesondere was meine miese Menschenkenntnis angeht. Ich finde immer Leute gut, bei denen sie sofort sagt das ist ein „Arschloch" lass die Finger von dem.

Sie hat einen echten Riecher für böse Menschen. Auch bei Leuten, die mich im Nachhinein geschäftlich betrogen haben, hatte sie im Vorfeld immer eine Ahnung und hat mir abgeraten mit denen Geschäfte zu machen. Ich bin immer schnell begeistert von Menschen und glaube immer an das Gute. Das hat mich im Leben bereits viel Geld gekostet und viel Nerven.

Hätte ich gleich auf Sie gehört, wäre mir Einiges erspart geblieben. Der Spruch, „hinter jedem erfolgreichen Mann steht eine starke Frau" stimmt. Wenn ich den Spruch früher gehört hatte, dachte ich mich nur was für ein Lappen, was für ein Schwätzer. Aber nach all den Jahren muss ich sagen das die Aussage zu hundert Prozent stimmt.

Frauen haben auf viele Dinge einen anderen Blickwinkel. Auch das ist sicher in der Urzeit begründet und im Thema Beschützen und Zusammenhalt. Vielleicht ist es auch Murks, was ich hier schreibe, mit meinen Freuden habe ich über das Thema noch nie gesprochen. Mich würde interessieren wie andere Männer und Ehefrauen die Wechseljahre erlebt haben. Schreibt mir doch einfach und teilt mir Eure Erfahrungen mit.

Ein paar Worte zum Schluss

Leute, keine Ahnung, ob Euch mein Buch gefallen und noch wichtiger, geholfen hat. Ich habe mich am Anfang sehr schwer getan dieses Buch zu schreiben. Der gesamte Prozess hat sich über ein Jahr hingezogen. Die vielen positiven und negativen Ereignisse in meinem Leben zu rekapitulieren, war sehr schwer aber in Teilen auch wie eine Selbsttherapie. Mir ist vieles klarer geworden in Bezug auf mich selbst und mein oftmals impulsives und zerstörerisches Verhalten. Viele dieser Verhaltensweisen sind nicht allein mit meinen Wechseljahren begründet, sondern haben eine Ursache in meiner Vergangenheit. Die Wechseljahre waren dafür nur ein Booster und haben meine Impulsivität und Aggressionen verstärkt.

Obwohl ich schon Bücher geschrieben habe, überwiegend Sachbücher, war dieses Buch eine echte Herausforderung.

Erstens weiß ich nicht, ob es ankommt und die ganze Mühe wert ist, zum zweiten habe ich echt Angst was meine Freunde und Kollegen sagen, wenn Sie erfahren, was ich für ein Voll-Horst war.

Ok hier kann man mit einem Zitat aus der Bibel entgegnen: *„Warum siehst du den Splitter im Auge deines Bruders, aber den Balken in deinem Auge bemerkst du nicht?"* (Matthäus 7,3 EU).

Oder noch besser ein Zitat von Jesus: *„Wer unter euch ohne Sünde ist, der werfe den ersten Stein"* (Johannes 8,7)

Ich bin gespannt auf die Reaktionen anderer Menschen auf dieses Buch.

In den letzten Monaten, hat mich meine Frau ständig positiv gedrängt weiterzuschreiben. Sie meinte es wird ein grandioses Buch, so etwas gibt es noch nicht und wird anderen Männern in meinem Alter sicher helfen.

Deshalb hoffe ich sehr, dass Ihr, meine Geschlechtsgenossen, sowie Eure Partnerinnen, etwas mit meinen Erfahrungen, meinem Leid, meinem Fehlverhalten und den Schlüssen daraus etwas anfangen könnt.

Ich hoffe ich konnte Euch helfen. Vielleicht konnte ich den einen oder anderen unter Euch davon abhalten die gleichen dummen Fehler wie ich zu machen? Oder noch rechtzeitig umzukehren und das eigene Verhalten zu überdenken. Das wäre echt Klasse und würde mich riesig freuen.

Letztendlich, hauen die Wechseljahre bei uns Männern voll rein. Das ganze Leben, das Körperempfinden, Lebensgefühl und die Psyche wird auf den Kopf und in Frage gestellt.

Alles ändert sich. Deshalb ist es wichtig, mit so wenigen „Schrammen" als möglich durch diese Lebensphase zu kommen. Ich verspreche Euch, es geht vorbei und Ihr seid danach stärker und geerdeter wie je zuvor.

Wenn das Buch an einigen Stellen zu krass und zu beleidigend geschrieben war, möchte ich mich dafür entschuldigen, ich wollte meine damaligen Erfahrungen nur genauso rüberbringen wie ich sie zur damaligen Zeit empfunden habe. Dazu gehört auch ein etwas krasser Slang, oder wie manchen sagen: die Berliner Proleten-Großschnauze.

Mich würde interessieren, was Ihr für Erfahrungen mit Euren Wechseljahren gemacht habt. Schreibt mir doch bitte, ich freue mich über jeden „Brief".

Euer Constantin

© 2024 Alexander von Gruenau
Verlag: BoD • Books on Demand GmbH, In de Tarpen 42, 22848 Norderstedt
Druck: Libri Plureos GmbH, Friedensallee 273, 22763 Hamburg
ISBN: 978-3-7597-3036-7